首・肩・腕の痛み・しびれ

自力で克服！

名医が教える 最新1分ほぐし大全

早稲田大学スポーツ科学学術院教授
スポーツドクター
整形外科専門医 脊椎脊髄病医
金岡恒治

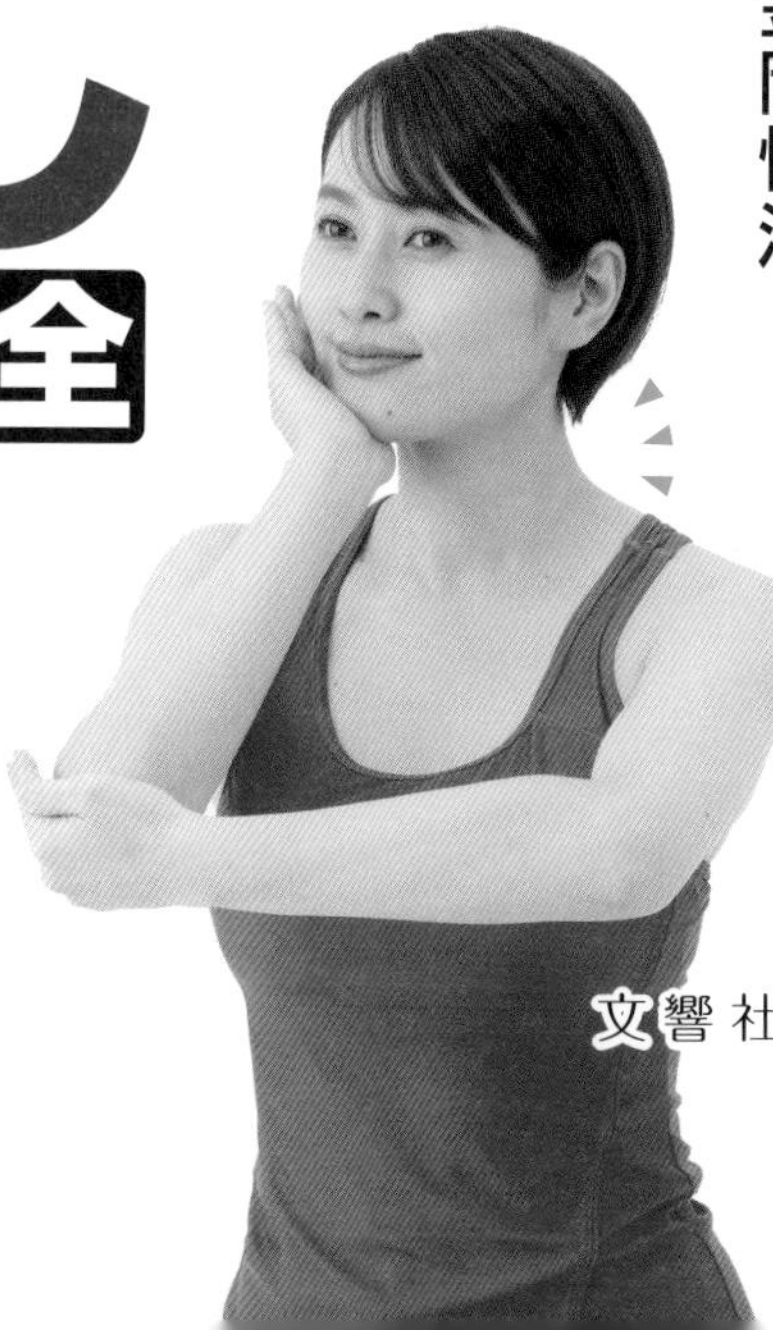

文響社

はじめに

「首と肩がとにかくつらい」
「肩がいつもパンパンにこっている」
「首を動かすとズキズキ痛い」
「腕や手がビリビリしびれる」
「肩や腕がいつも重だるい」
「鎮痛薬や湿布が手放せない」
「むち打ちの後遺症がよくならない」

首・肩・腕の痛み・しびれ、首こり・肩こりは、**日本人の最大の悩み**です。

極めてありふれた症状でありながら、実はその**根本原因は、長年「謎《なぞ》」のまま**でした。

画像検査で異常が見つかると、**「変形性頸椎《けいつい》症」「頸椎椎間板《ついかんばん》ヘルニア」**などの病名がつきますが、その「目に見える異常」が実際に痛みやしびれを引き起こしているのか、わからない場合が実は多いのです。画像検査で異常がなければ「原因不明」とされ、**「頸肩腕《けいけんわん》症候群」**などの診断名を便宜的につけて治療に当たるしかありませんでした。

痛みやしびれの本当の原因がわからなければ、治療は対症療法（症状を抑える治療法）にならざるを得ません。痛みやしびれに対しては鎮痛薬や神経ブロック注射、こりに対しては

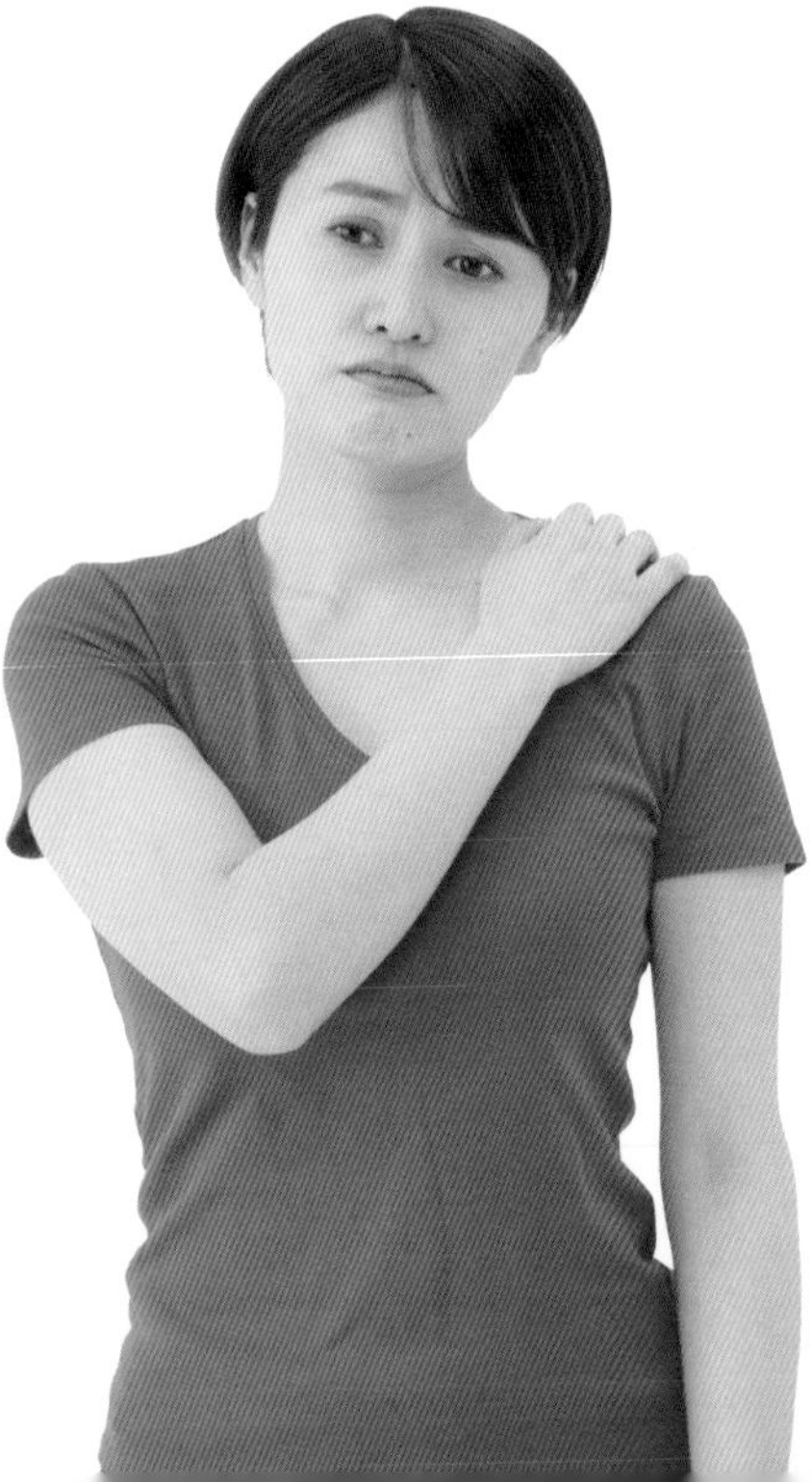

筋弛緩《しかん》薬やマッサージなどの対症療法が今も中心です。しかし、これらの**対症療法だけでは根本解決にならない**ことを、多くの方々が日々実感しているはずです。

ところが最近、首こり・肩こりにまつわる現状に、大きな転機が訪れています。

首・肩・腕の痛み・しびれの根本原因として、頚椎（背骨の首の部分）を深部で支える筋肉**「頚長筋《けいちょうきん》」の機能不全**に注目が集まっているのです。

頚長筋とは、二足歩行の人間の最大の弱点である**頚椎を直接支えて首を守ってくれる大事な筋肉**です。**頚椎の前面にじかに付着して、7個ある頚椎の骨（椎骨）を一つ一つつなぐように支えており、深部筋（インナーマッスル）に分類**されます。頚長筋は、**頚椎の骨の並び全体を支える**と同時に、**椎骨の一つ一つを連携させて滑らかに動かす**という重要な役目も担っています。

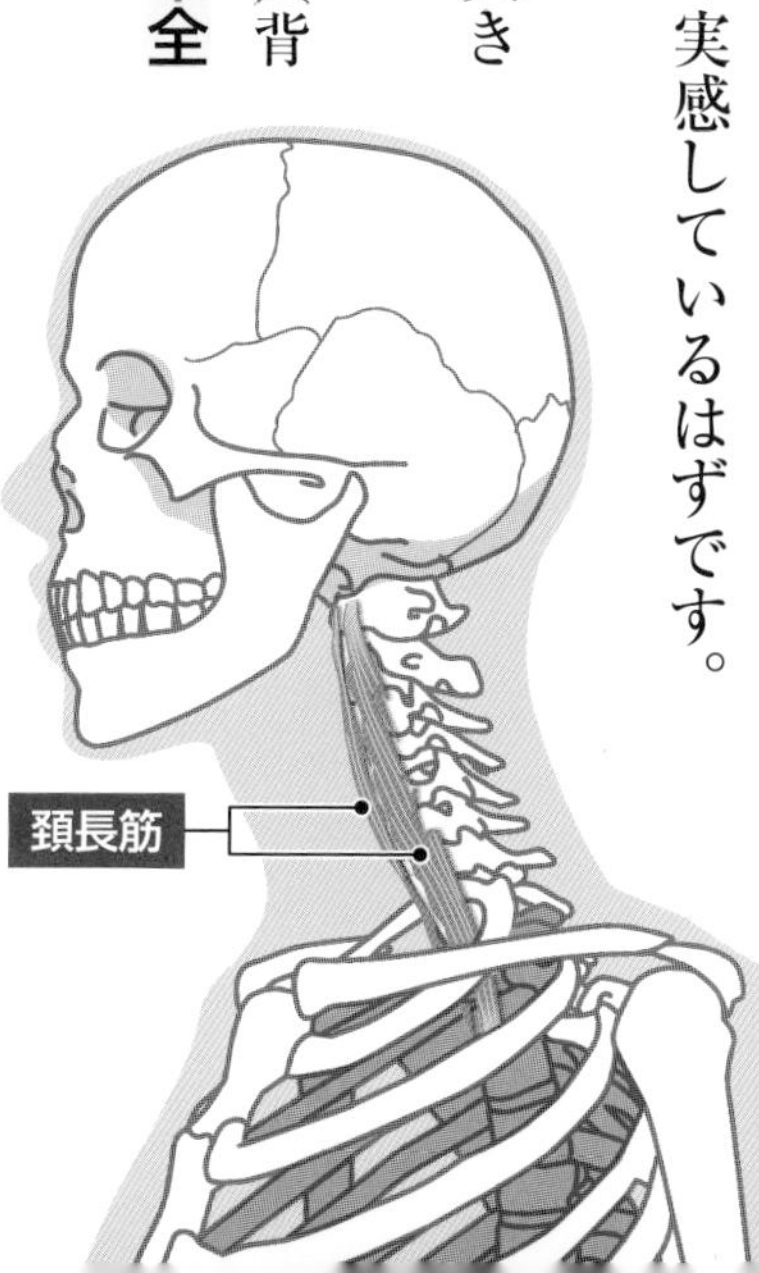

人間の体は、もともと、深部筋→表層筋（アウターマッスル）の順で働くようにできています。深部筋→表層筋の順で体を協調させて動かせば（専門的にはモーターコントロールとい

う）、本来の運動能力が発揮されると同時に、頸椎への負担が小さくてすみ、ケガや故障を防ぐことにつながります。ところが、この大事な頸長筋を、大多数の現代人は働かせることなく日常生活を送っているのです。**スマートフォンを見るとき**も、**デスクワークをするとき**も、**車を運転するとき**も、**力仕事をするとき**も、**スポーツをするとき**も、**頸長筋を働かせていない人がとても多い**のです。

頸長筋が働かないと、首や肩には大きく2つの問題が生じます。

第1の問題は、**「頸椎の椎間関節《ついかんかんせつ》が障害されること」**です。

背骨を構成する椎骨と椎骨は、前方の椎間板（椎体と椎体をつなぐ軟骨組織）と、後方2ヵ所の椎間関節の3点でつながっています。頸長筋が働かないと、頸椎の滑らかな動きが失われ、**頸椎の弱い部分の関節（多くは第5第6頸椎間）ばかりを動かしそこに大きな負担がかかる**ため、**椎間板がすり減って椎間が狭まっ**

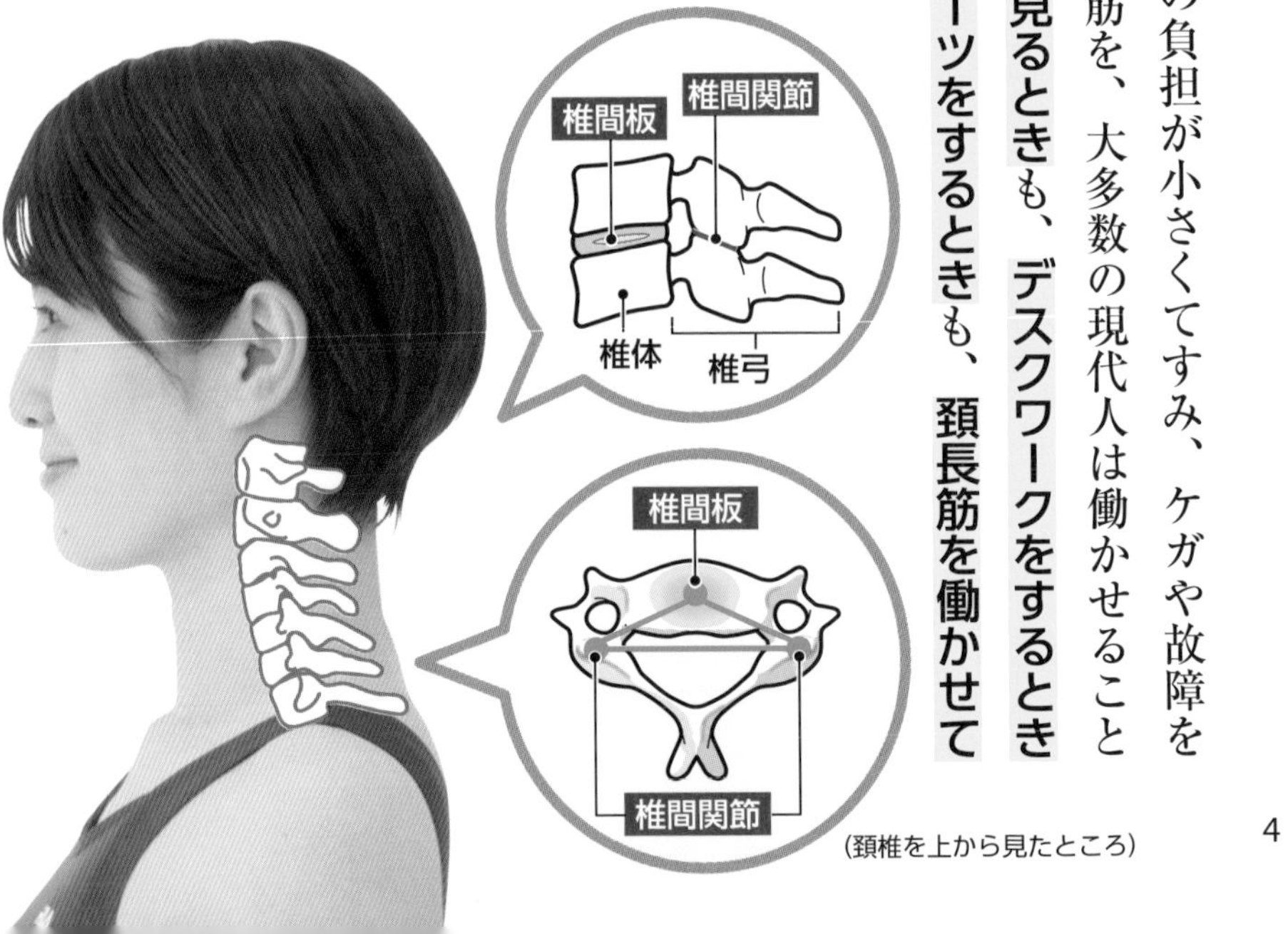

（頸椎を上から見たところ）

たり、椎間関節の軟骨が損傷したりしてしまうのです。すると、そこに炎症が発生。炎症をくり返すうちに、椎間関節には痛みを発する「有痛性肉芽《にくげ》」まで生じ、軟骨や骨もしだいに変形・変性し、変形性頚椎症・頚椎椎間板ヘルニアなどに発展していくのです。

とりわけ、頚椎の椎間関節には、痛みを敏感にとらえる末梢《まっしょう》神経が入り込んでいて、椎間関節の損傷、そして炎症、有痛性肉芽が、首・肩・腕の痛み・しびれの直接的な原因となることがわかってきています。

また、椎間関節は、交感神経（意志とは無関係に血管や内臓の働きを支配する自律神経の一つ）とも交通しているため、椎間関節に損傷や炎症が起こると、頭痛・吐きけ・めまい・不眠などの自律神経症状を招くこともわかってきたのです。頚椎症やむち打ちの後遺症で自律神経失調症を訴える人が多い理由は、こんなところにあると考えられます。

頚長筋が働かないと生じる第2の問題は、「頚部の表層筋に負担がかかり損傷してしまうこと」です。特に、僧帽筋《そうぼうきん》の上部や肩甲挙筋《けんこうきょきん》に筋緊張や筋膜癒着《ゆちゃく》が起こり、それが痛みやこりの原因になるのです。

いかがでしょうか。**頸長筋が働かず機能不全に陥っていること**、そしてそれによる**頸椎の椎間関節の障害と表層筋の損傷**こそ、最近の研究でわかってきた、首・肩・腕の痛み・しびれ、首こり・肩こりの**正体**、つまり**根本原因**です。その根本原因を除かずに、首の誤った使い方を続けているがために、つらい症状がいつまでもよくならず、**慢性化・重症化・難治化**してしまうのです。

では、どうすれば治せるのか――答えはもうおわかりでしょう。**日常生活の各動作で、頸長筋をしっかりと働かせることが重要です。頸長筋を働かせながら首を動かす動作が身につけば、今あげた2つの問題は一挙に解決**します。

具体的には、椎間関節の新たな損傷や炎症が起こらなくなるため、肉芽や軟骨など軟部組織の修復が促されるようになり、**痛みやしびれが起こりにくくなってきます**。そうすれば、多くの場合、**数時間～数日で痛みの軽減を実感**でき、**数日から数週間のうちに、痛みやしびれを感じずに過ごせるようになってくる**はずです。

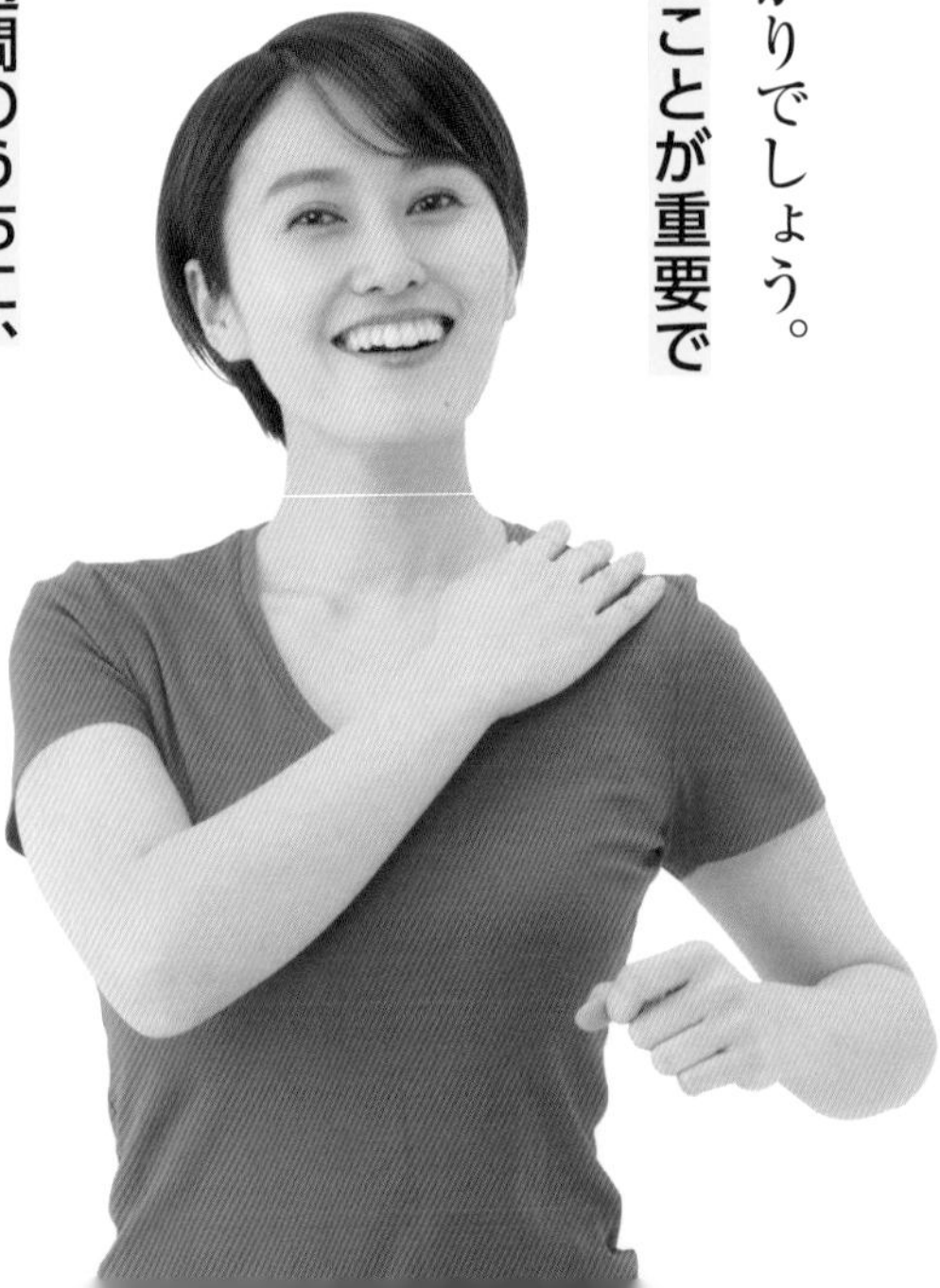

本書では、そのためのコツを**「1分ほぐし」**と題して紹介していきます。

長年、こり固まるようにして続けてきた首の使い方のクセは、**一つ一つほぐすように正しく活性化していく**必要があります。**機能不全に陥った頚長筋を目覚めさせて再び働かせるように活性化する（専門的にはアクティベイトという）ことが肝心**です。そのための最も簡単な方法が、**「あごを水平に引くこと」「あごを引いてから首を動かすこと」**です。

最初は、動きのコツをつかんで慣れるまで大変かもしれませんが、**1分ほぐしで、あごを引いて頚長筋を働かせるコツを学習・習得**すれば、頚椎の椎間関節や僧帽筋に負担がかからなくなり、新たな損傷や炎症が防げ、痛みやしびれが出なくなってくるのです。そして、そのことが、**慢性化していた痛み・しびれを根本から改善し、首こり・肩こりに悩みつづけてきた人生から卒業することにつながる**のです。ぜひお役立てください。

早稲田大学スポーツ科学学術院教授
スポーツドクター　整形外科専門医　脊椎脊髄病医
金岡恒治

目次

第13章

第14章

第15章

症例報告

第1章

頸椎症・頸椎ヘルニアのつらい痛み・しびれが引いた！上を向けた！手術を回避！めまいも解消！1分ほぐしでここまでよくなった症例集

眠れないほどつらい頸椎症の首痛と手のしびれが2週間の1分ほぐしで軽減し上を向けるようになった

2ヵ月前、磯部《いそべ》辰彦《たつひこ》さん（仮名・初診時52歳）は、首の左側に痛みを感じました。最初は寝違えか疲れだろうと思っていたのですが、1週間たっても治りません。それればかりか、しだいに左側の肩甲骨のあたりにも痛みが現れ、左手にはしびれまで感じるようになりました。さすがに不安になって近くの病院を受診したところ、頸椎《けいつい》（背骨の首の部分）が変形する**頸椎症**（44ジペー参照）と診断され、消炎鎮痛薬を処方されました。しかし、痛みはいっこうに治まりません。

首をちょっと動かすと痛みが走るため、通勤や入浴など、日常生活で不便を感じる場面が増えました。特につらいのは、**夜眠れないこと**。左側の肩甲骨が痛いので、あおむけでは寝られません。なんとか横向き寝で眠っても、寝返りを打ったとたんに痛みで目が覚めてしまいます。毎晩の寝不足で仕事の効率も落ちてきたため、とにかく痛みをなんとかしたいと私の診療先を訪れました。

レントゲン（X線）画像を確認すると、加齢による椎骨の変形はあるものの、

磯部さんのレントゲン画像

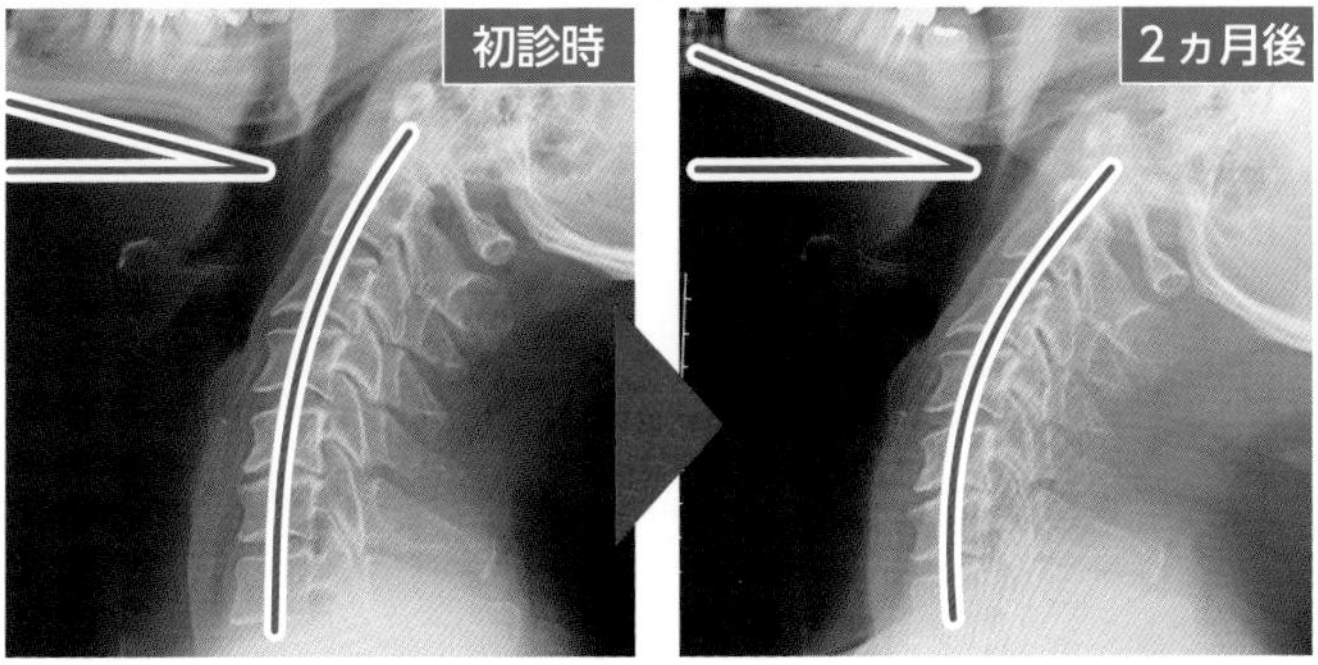

１分ほぐしを２週間行い、頸椎の可動性がよくなった

軽度でした。首をどのように動かすと痛みが出るかの検査では、首を反らせて上を向き、そのまま顔を左側へ向けると痛みが強まり、肩甲骨から腕にかけて痛みが出ることがわかりました。この場合、**頸椎の椎間関節《ついかんかんせつ》障害**が疑われます（76ページ「左右見上げチェック」参照）。磯部さんの場合、左側の椎間関節に異常があったようです。

そこで、頸椎を安定させる深部筋**「頸長筋《けいちょうきん》」**を働かせる運動療法として、イスに腰かけてできる1分ほぐし**「あご引きおじぎ」**（92ページ）を指導。これを朝晩と、仕事の合間にも続けたところ、**２週間後には首・肩・腕にかけての痛みと手のしびれの軽減を実感。**頸椎の可動性がよくなり、**かなり上を向けるように**なりました（写真参照）。

あおむけに寝られるようになったので**「あご引き起床」**（89ページ）もできるようになり、引き続き体操を続けた結果、**２ヵ月後には、首や腕の痛み、手のしびれはすっかり解消**しました。その後も磯部さんは、椎間関節への負担を減らすため、あごを引いた姿勢を心がけているそうです。

見上げると激痛が走り鎮痛薬でも改善しなかった首痛が1分ほぐしを始めたら1週間でほぼ消失

田宮《たみや》まどかさん（仮名・初診時42歳）は、1ヵ月ほど前から首の痛みに悩まされるようになりました。洗濯物を干すときや、棚の上にあるものを取るときなど、**上を見上げると痛みを感じる**のです。特に、左上を見上げると首に激痛が走るので、なるべく首を動かさないようにしていました。

日ごろから**スマートフォン**（スマホ）をよく使うせいで目が疲れているのかもしれないと思い、使用を少し控えてみたそうです。また、血流をよくしようと首や肩をマッサージしたり、温めたりもしましたが、一時的にらくになるだけで、あまり効果はありませんでした。

そうこうするうちに痛みがかなり強まってきて、我慢できないほどになったため、近くの病院を受診。レントゲン（X線）検査やMRI（磁気共鳴断層撮影）検査を受けましたが、頸椎《けいつい》の骨の変形や椎間板《ついかんばん》（椎骨と椎骨をつなぐ軟骨組織）の異常はないとの診断で、**やや強めの鎮痛薬**を処方され、ようすを見ることにな

田宮さんのレントゲン画像

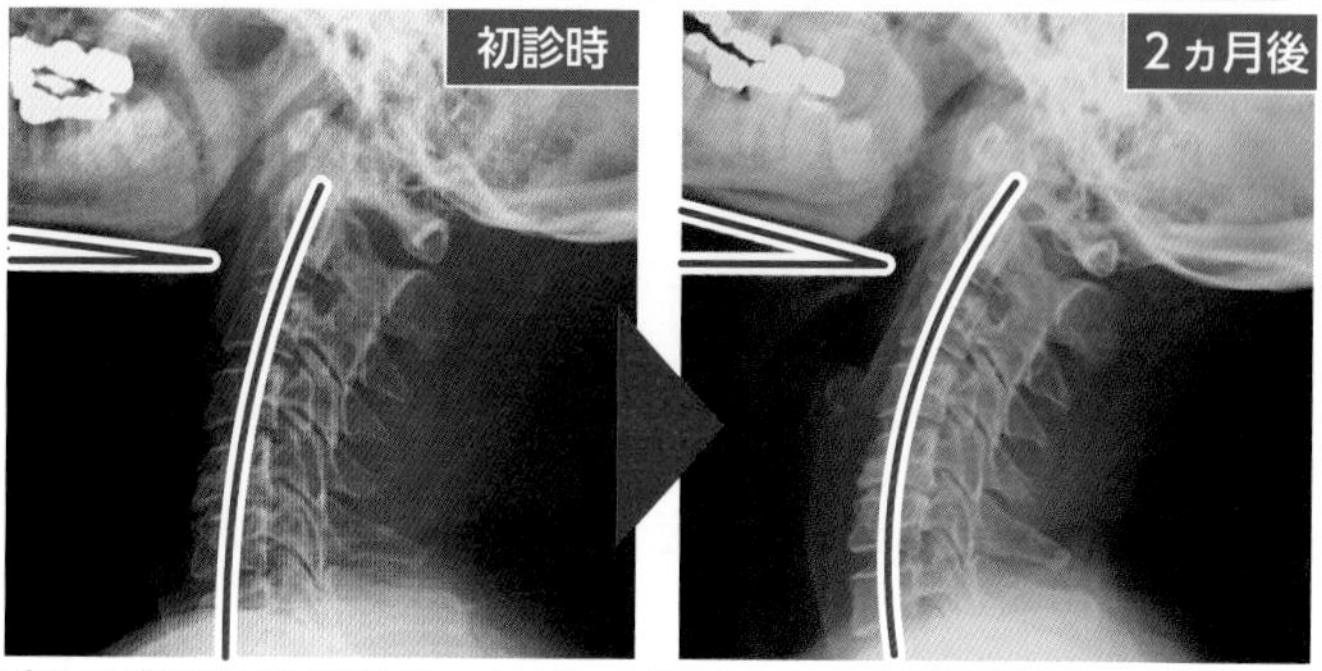

痛みで首を反らせなかったが、1分ほぐしで1週間後にほぼ消失

りました。しかし、薬を服用しても痛みはほとんど軽くならず、困った田宮さんは私の診療先を受診しました。

首で脊髄《せきずい》が圧迫されると、腕に力が入らないマヒ症状が出ますが、幸いそのような症状はありません。首を後ろに反らしてから顔を左右に向ける検査（「左右見上げチェック」76ページ参照）をすると、左側で痛みが強まることから、**左側の椎間関節《ついかんかんせつ》に障害**が生じている疑いがありました。

そこで、頸椎を支える深部筋「頸長筋《けいちょうきん》」を働かせると頸椎が安定し、椎間関節の障害が解消して痛みの改善が期待できることを説明し、**首を動かすときにはいったんあごを引く**よう心がけることと、1分ほぐし**「あご引き起床」**（89ページ）をするよう指導しました。

当初は「それだけで痛みが取れるんでしょうか」と半信半疑だった田宮さんですが、運動開始から**1週間後、痛みはほぼなくなり、左上を見上げたときの激痛も消失**しました。田宮さんはその効果に驚くと同時に、「首がすっきりして長く見えるようになった気がします」と喜んでいました。

ジム通いで招いた首痛と両肩痛、手のしびれがあごを引く1分ほぐしで半減し首を反らせるようになった

日ごろからスポーツジムに通い、健康に気を配ってきた三原章子《みはらしょうこ》さん（仮名・初診時47歳）は、ある日、ジムで背筋を鍛えるマシンを使っていたところ、**首の痛み**を感じました。正しい姿勢でマシンを使わないと首に負担がかかって傷めることがあると聞き、その日はそこでトレーニングを中断、大事を取ってジムはしばらく休むことにしました。

翌日になると、首の痛みはさらに増し、**左手にしびれ**を感じるようになったそうです。心配になって近所の病院を受診し、レントゲン（X線）検査やMRI（磁気共鳴断層撮影）検査を受けましたが、頸椎《けいつい》に変形はなく、椎間板《ついかんばん》の異常もありません。**頸椎捻挫《ねんざ》**ではないかという診断で、軽い首のストレッチなどのリハビリを行うことになりました。

しばらくリハビリを続けて首の痛みはいくらか軽くなったものの、痛みのせいで首を大きく反らすことができません。これではマシントレーニングは難しいう

三原さんのレントゲン画像

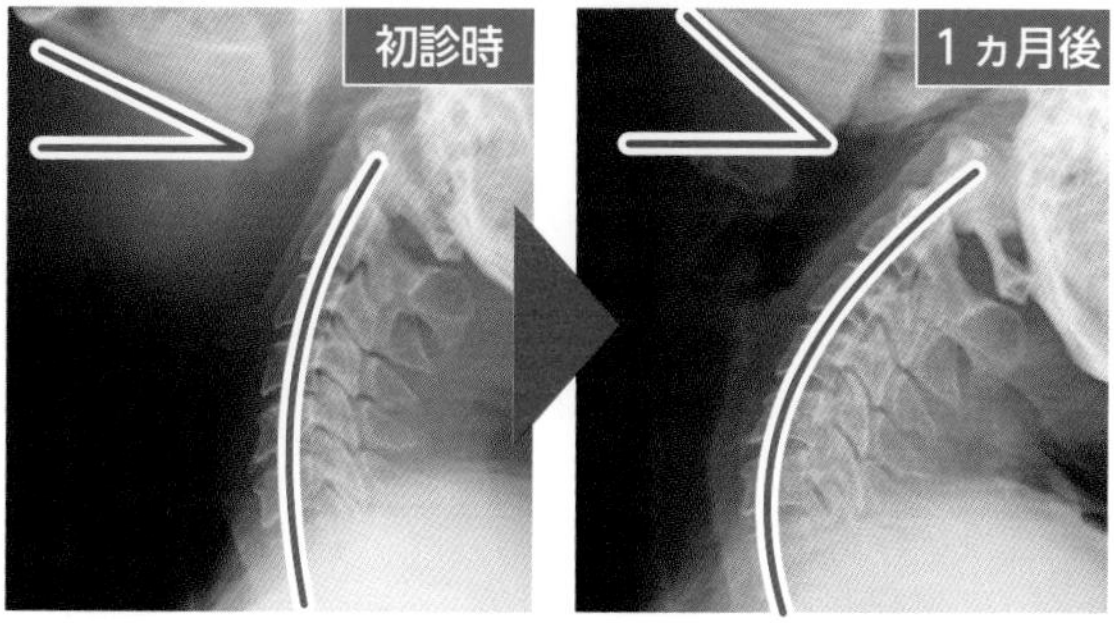

1分ほぐしを始めて1ヵ月で首を大きく反らせるようになった

え、再び悪化する恐れもあり、ジム通いもできません。リュックサックを背負うと痛みが強まるので、日常生活での不便もありました。何か根本的な解決法はないかと考えた三原さんは、私の診療先を訪れました。

初診時、首だけでなく**両肩の痛み**があり、**左手に軽いしびれ**もありました。左上を見上げる動作で特に痛みが強まることから、左側の**椎間関節障害**《ついかんかんせつ》が原因と思われました（「左右見上げチェック」76ページ参照）。首の動かし方が適切ではなく、椎間関節に負担がかかり、炎症が起こった可能性があります。そこで、椎間関節に無理のかからない首の動かし方を身につけるよう、首の深部筋「頸長《けいちょう》筋《きん》」を働かせることが大切だと説明しました。そのための方法として、まずはあごを引くことと、1分ほぐし**「あご引き起床」**（89ページ）などを指導しました。

体操を始めると痛みがしだいに軽くなり、**1カ月後には当初の半分以下に軽減**、**首を大きく反らせる**ようになりました。手応えを感じた三原さんは「ジム通いを再開できる日は近い」と、1分ほぐしを続けています。

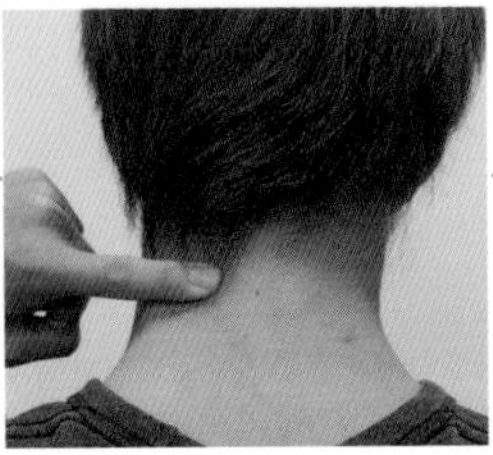
首の後ろの左側に
圧痛があった

頸椎ヘルニアで要手術と診断されたサッカー選手の首痛が2週間の1分ほぐしで半減し競技に復帰

サッカー選手の塚原拓也《つかはらたくや》さん（仮名・初診時26歳）は、試合中に後方から不意にタックルを受けて以来、**首の痛み**に悩まされていました。サッカーでは、タックルはもちろんヘディングもよく行われるため、首を傷める選手がとても多いのです。

ドリンクを飲み干すときなどに**上を向くと、首と肩周辺が強く痛む**ため、水分補給や練習がうまくいかなくなりました。チームの主治医の診察を受けたところ、第6・第7頸椎《けいつい》の間が狭まり、**頸椎椎間板《ついかんばん》*ヘルニアで脊髄《せきずい》が圧迫**されていると診断されました。**手術が必要**といわれ、塚原さんは主治医から私の診療先を紹介されたのです。

診察で首を反らしてもらうと強い痛みを訴え、そこから顔を左に向けると痛みが増します（「左右見上げチェック」76ページ参照）。さらに、首の後ろの左側を押すと痛みを訴えました。画像検査では確かに椎間板ヘルニアが認められますが、痛

＊背骨の椎骨と椎骨をつなぐ椎間板内の髄核というゼリー状の組織がはみ出て、背骨の中を通る脊髄や脊髄から枝分かれした神経根を刺激する病気。

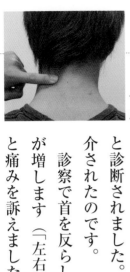

あご引き起床

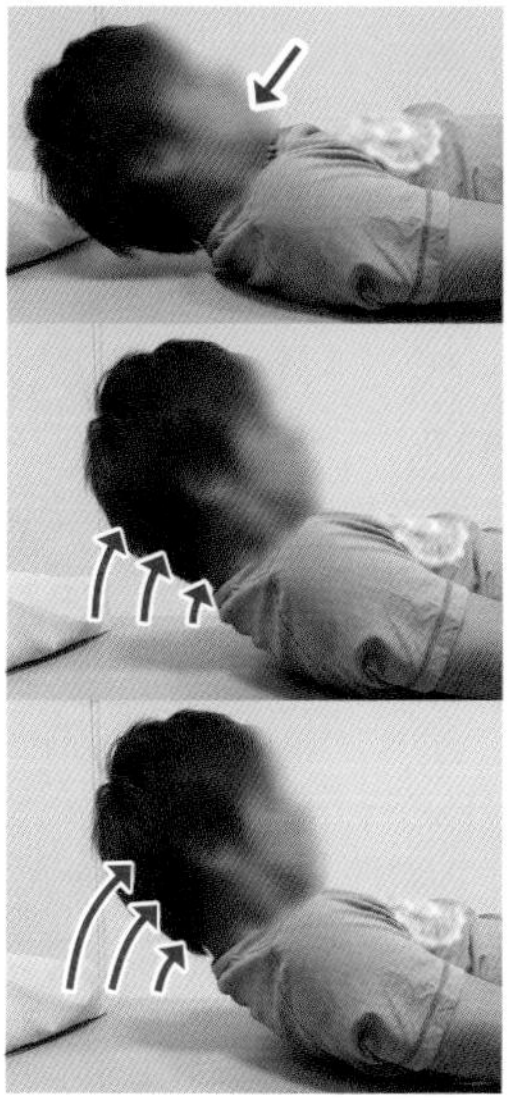

塚原さんのMRI・レントゲン画像

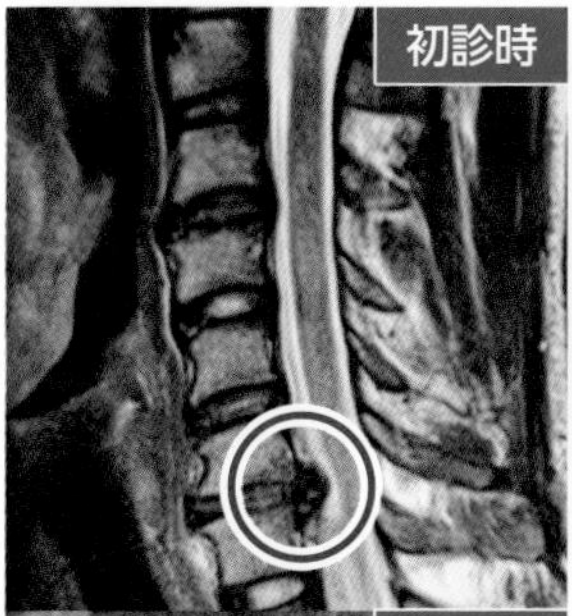

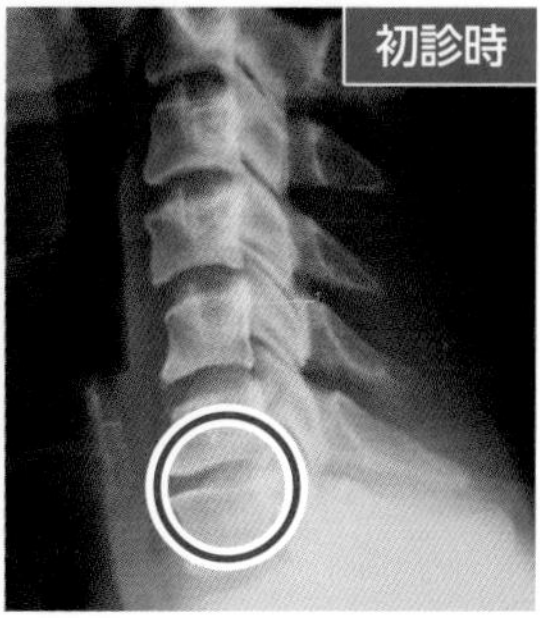

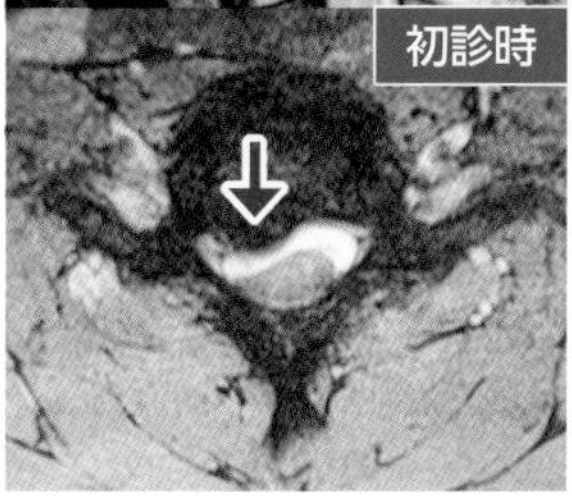

MRI画像（左上）：第6・7頚椎間にヘルニアがあった。断面のMRI画像（左）：はみ出て脊髄を圧迫する髄核。レントゲン画像（右上）：第6・7頚椎の椎間板がつぶれ、椎間が狭まっていたが症状とは無関係だった。

みの実際の原因は**タックルされたときに左椎《つい》間関節《かんかんせつ》に加わった負荷によって生じた椎間関節の炎症**と考えられました。そこで、まずは首の深部筋「頚長筋《けいちょうきん》」を働かせ、椎間関節の負担を軽くして痛みを除く運動療法を試すことを提案。1分ほぐし**「あご引き起床」**（89ページ）などを指導しました。

スポーツ選手だけに**頚長筋を働かせるコツ**をすぐに体得した塚原さんは、毎日あご引き起床を行った結果、2週間後には痛みが軽減。顔を左上に向けても、ドリンクを飲み干しても、**首が痛むことはなくなりました**。この経過から、首の痛みは椎間板ヘルニアによるものではないと考え、手術は無用と判断。**椎間板ヘルニアの手術は回避**でき、塚原さんは**その後も選手として活躍**しています。

きつい筋トレで頸椎の骨の並びが乱れ首痛を招いたが1分ほぐしを始めたらほぼ消えた

村田《むらた》望音《もね》さん（仮名・初診時27歳）は、3週間前、プ*ランクエクササイズという筋トレの後に筋肉痛とは違う感覚の**首の痛み**を感じ、不安になって私の診療先を訪れました。首を前後に曲げると痛み、首を後ろに反らしてから顔を左に向けると痛みが強まるため、頸椎《けいつい》左側の**椎間関節《ついかんかんせつ》障害**が疑われました。レントゲン（X線）画像では頸椎のS字カーブを確認。頭の重みで頸椎が前に引っぱられ、上部が後弯《こうわん》（後ろにカーブ）してバランスを取るために頸椎の下部で頸椎の前弯（前にカーブ）が強まり、椎骨の並びが乱れたため、下部の椎間関節が狭まって損傷が生じたと思われました。そこで、1分ほぐし**「あご引き起床」**（89ページ）で頸長筋《けいちょうきん》を働かせ、首を安定させるよう指導。**1カ月後には首の痛みがほとんど感じられないほどに消失**しました。首の動かし方、頸長筋の動かせ方に注意しながら筋トレを再開し、痛みなく過ごせているそうです。

村田さんのレントゲン画像

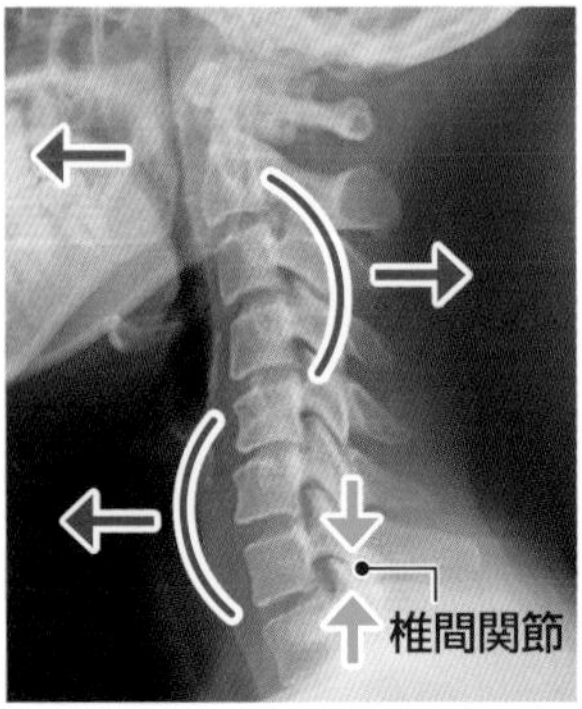

頭の重みで頸椎上部が後弯したため頸椎下部で前弯が強まり、椎間関節の負担が増大

＊うつぶせになり、ひじから先の腕と爪先だけで体を支えて静止する体幹部の筋トレ。

自転車に乗るのもつらかった肩のこりと痛みが、あごを引く1分ほぐしですっきり軽快し自転車もらく

山下さんの運動療法

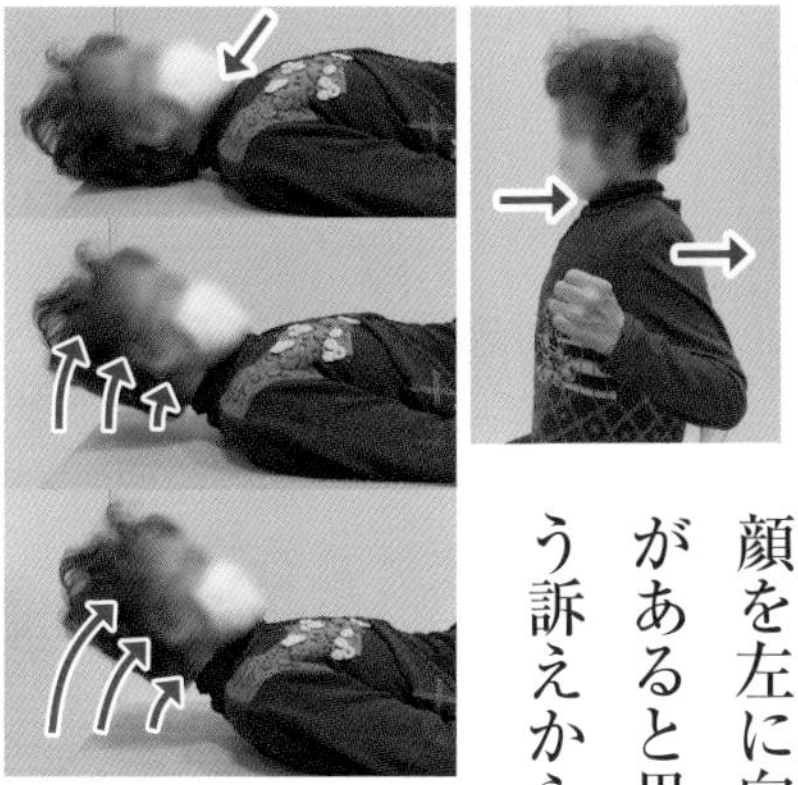

あごを引き肩甲骨を寄せる姿勢を心がけ、1分ほぐしを行ったら肩こりが解消

山下悦子《やましたえつこ》さん（仮名・初診時75歳）は、数ヵ月前から左の肩こりに悩みはじめました。マッサージをしても軽くならず、2週間前からは痛みも悪化し、とうとう我慢できなくなって私の診療先を受診しました。レントゲン（X線）検査は異常なしでしたが、診察で首を反らしてもらうと首から肩にかけて痛み、そこから顔を左に向けると強い痛みが生じるため、**頸椎《けいつい》左側に椎間関節《ついかんかんせつ》障害**があると思われました。特に自転車に乗っているときがつらいという訴えから、**前かがみで肩甲骨《けんこうこつ》が開いた姿勢**がクセになると、頸椎や背部の筋肉に負担がかかり、肩こりを招くことを説明。常に**あごを引き肩甲骨を寄せる姿勢を取ること**と、1分ほぐし**「あご引き起床」**（89ページ）で頸長筋《けいちょうきん》を働かせ、首を安定させるよう指導しました。1ヵ月後には肩こりが解消、自転車にもらくに乗れるようになりました。

首・腕の痛み・しびれとめまい・不眠などの自律神経症状が、1ヵ月の1分ほぐしで全部解消

藤村さんのレントゲン画像

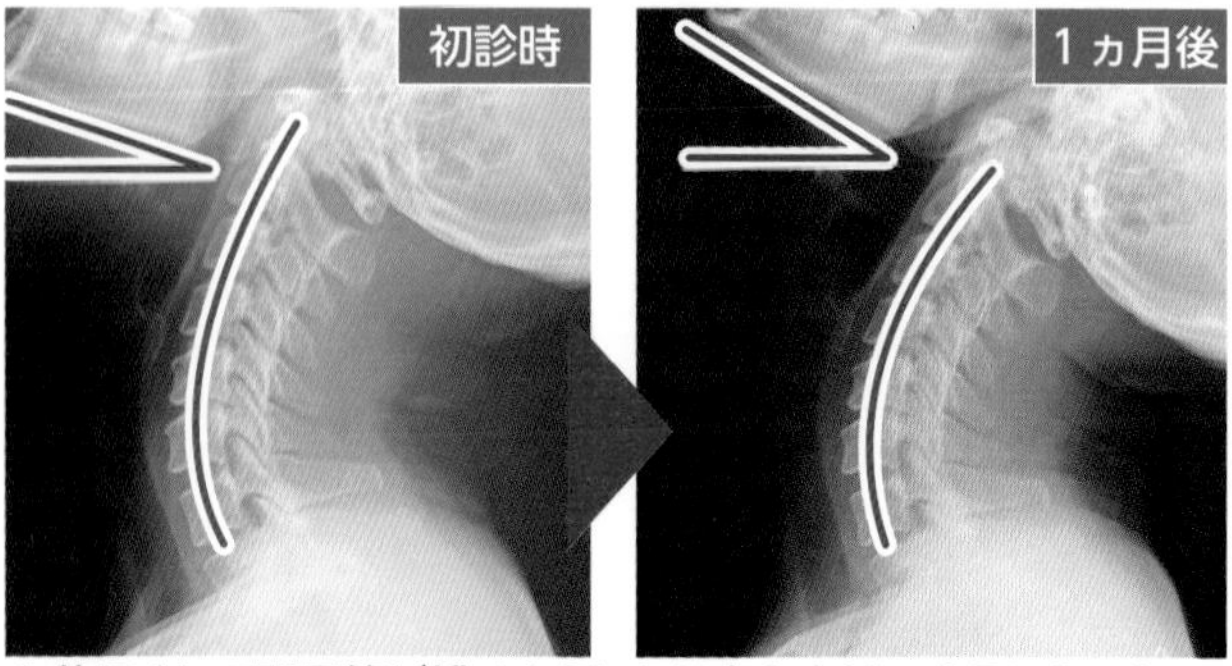

1分ほぐしで頚長筋が働くようになり上を向けるようになった

日ごろから体を鍛えている藤村一希《ふじむらかずき》さん（仮名・初診時37歳）は、ある日ハードなトレーニングをした後に首の痛みで首を反らしにくくなり、**めまいや不眠**にも悩まされるようになって受診。左上を見上げると痛みが強まるほか、左側の上腕部にしびれも生じる状態でした。

椎間関節《ついかんかんせつ》の神経は自律神経（血管や内臓の働きを支配する神経）にもつながっているため、藤村さんの腕のしびれ、**めまいや不眠などの自律神経失調症状**は、椎間関節障害が原因と考えられました。頚椎《けいつい》を支える深部筋「頚長筋《けいちょうきん》」を働かせる1分ほぐし**「あご引き起床」**（89ページ）を指導したところ、**1ヵ月後には首の痛み、腕のしびれ、めまいと不眠も一挙に解消**、トレーニングを再開できました。

首・肩・腕の基礎知識

第2章

首・肩・腕の痛み・しびれ・こりは日本人の最大の悩みだが、「1分ほぐし」なら自力で治せる！　改善できる！

重い頭をクレーンのように1本柱で支える首と重い腕をぶら下げる肩は直立歩行の人間の一番の弱点

突然ですが、人間の頭の重さはどれくらいか、ご存じでしょうか。個人差はありますが、**成人の頭の重さは体重のおよそ8～10%、体重60キロの人なら5～6キロ**となります。これは、一般の人が用いるボウリングの球とほぼ同じ重さです。静かに立っているだけで、首にはこれだけの重みがかかっているのです。

首がクレーンのようにさまざまな方向に動いて重い頭を支えられるのは、背骨の一部である**首の骨「頸椎《けいつい》」**があるからです。頸椎は、肋骨《ろっこつ》の支えがある胸の部分の背骨（胸椎《きょうつい》）とは異なり、**ほかの骨の支えがない「1本柱」**です。各関節の**可動域（動かせる範囲）が大きい**反面、姿勢を安定させるために、頸椎の骨と骨の間にある関節（椎間板《ついかんばん》と椎間関節《ついかんかんせつ》）、靱帯《じんたい》（骨と骨をつなぐ丈夫な線維組織）、首まわりの筋肉、腱《けん》（骨と筋肉をつなぐ丈夫な線維組織）などにとりわけ負担がかかりやすい部位といえます。

では、腕の重さはどれくらいでしょうか。**片側の上腕・前腕・手の重さの合計**

もやはり体重の約8～10％程度、頭とほぼ同じです。腕が体幹（体の胴体部分）とつながる左右の肩関節は、人体の関節のうちで唯一、骨がぶら下がる構造（懸《けん》垂《すい》関節という）をしています。この構造のおかげで、肩関節は首以上に可動域が大きく、さまざまな方向に動くことができます。その反面、重さが5～6キロもある腕を保持するため、肩まわりの筋肉や腱、靱帯にはやはり大きな負担がかかります。

直立二足歩行をするために、人間の首は重い頭の真下に移り、手が地面から離れて腕が肩からぶら下がる構造になりました。このような首と肩の構造の変化は人類の進化に大きく寄与した反面、人間にとって**一番の弱点**にもなりました。首や肩は常に大きな負担にさらされ、姿勢を維持するために微妙なバランスを取らなければならなくなったからです。

首と肩にかかる負担

（体重60キロの場合）

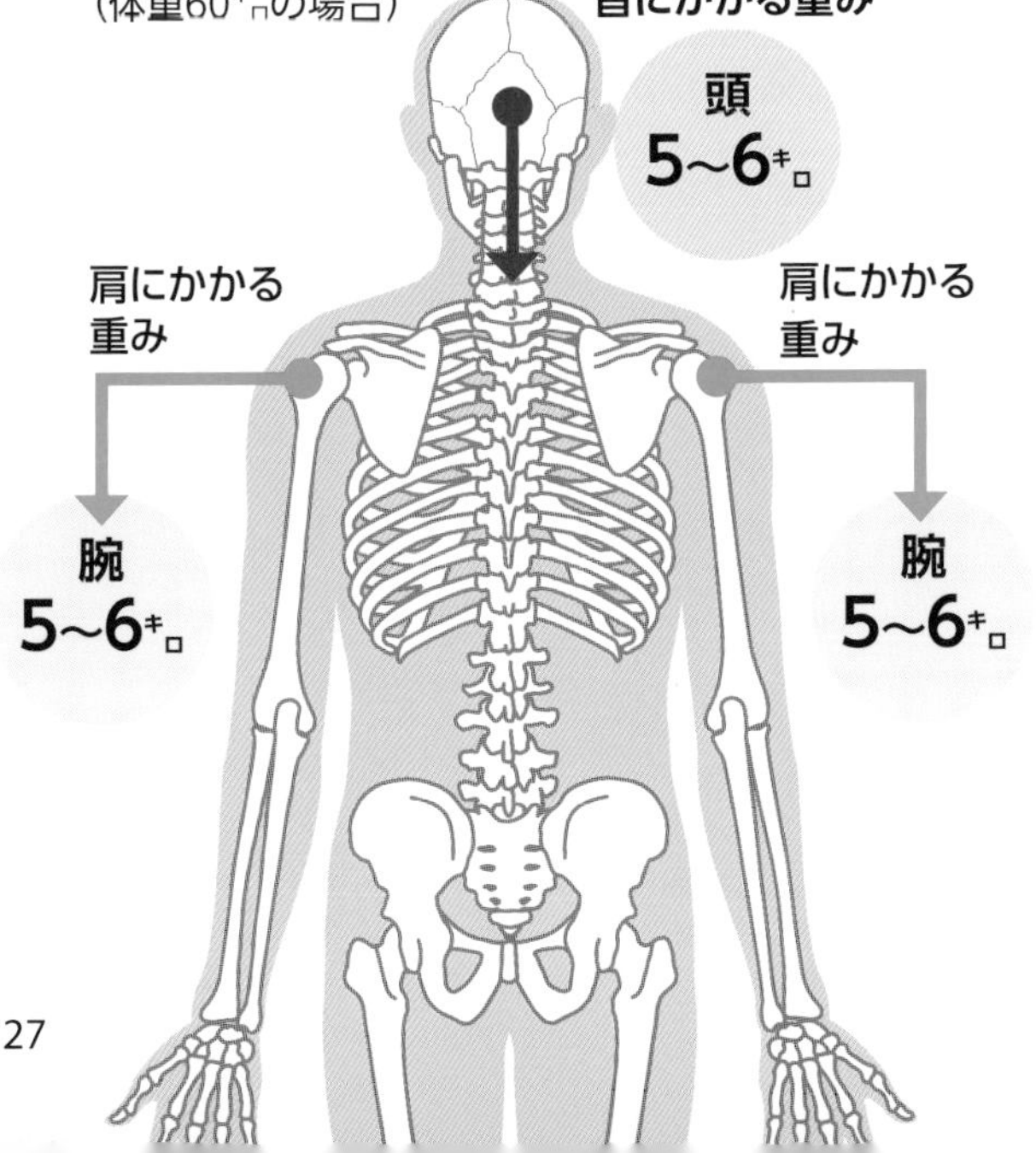

首は、7つの骨が積み重なり複雑な動きが可能なぶん 極めて繊細で、少しの負担で首痛・肩こりが多発

頸椎《けいつい》（背骨の首の部分）は、**C1～C7までの7つの骨（椎骨）**[*1]が積み重なって構成されています（図参照）。頸椎は、胸椎《きょうつい》（胸の部分）や腰椎《ようつい》（腰の部分）に比べてあらゆる方向に可動域が大きいのが特徴です。

次ページの図のとおり、頸椎の各椎間は単独で見るとだいたい5～15度の範囲で動きますが、各椎間が連動することで、首全体としての可動域はもっと大きくなります。体を固定した状態で、**首の屈曲（前曲げ）・伸展（後ろ反り）**と左右の**側屈（横曲げ）**は**いずれも45度**、左右の**回旋《かいせん》（ひねり）**は**60度**くらいまで可能です。しかも、これらの動きを組み合わせれば、さらに複雑な動きもできます。

頸椎の椎骨どうしは靭帯《じんたい》[*2]（椎骨と椎骨をつなぐ線維組織）や椎間板《ついかんばん》（椎骨と椎骨をつなぐ軟骨組織）でつながり、ま

頸椎のつくり

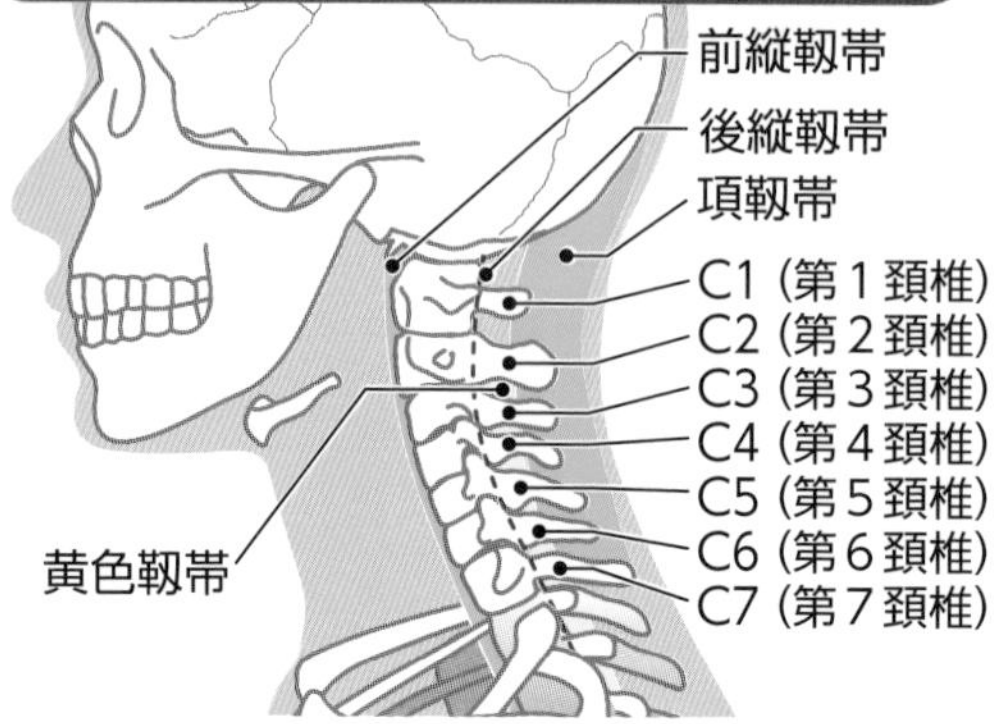

＊1「C」はCervical（＝頸部）spine(＝背骨）の略
＊2 前縦靭帯・後縦靭帯・黄色靭帯・項靭帯

背骨の各椎間の可動域＊

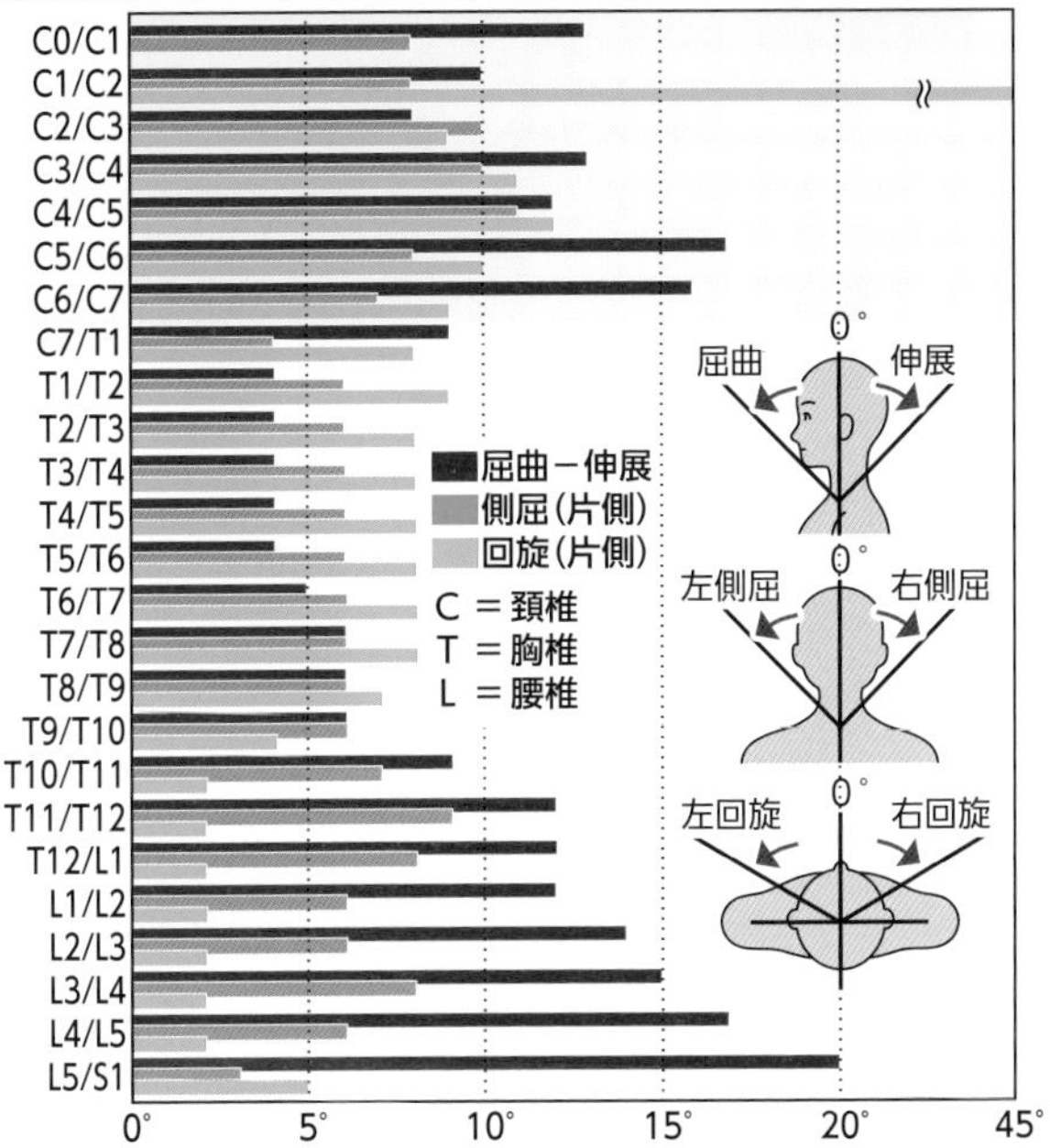

っすぐ立ったときは、やや前弯《ぜんわん》（前に向かってカーブ）しています。頭の重みはこのカーブによって分散され、動作時は衝撃を和らげるサスペンション（車などで振動・衝撃を緩和する装置）の役割を果たします。首はこのように絶妙な構造を持ち、繊細なバランスの上に成り立っているのです。

現代の日本人は生活の中で首の可動域をフルに使う機会が減り、一方で、**デスクワークやスマートフォン操作**などで**同じ姿勢を長く続けること**が増えました。筋肉は使いすぎれば疲れますが、じっとしていても疲れます、筋肉にさほど負担をかけていないように見えても、姿勢を保つために**筋肉は常に緊張**しているのです。緊張によって炎症が起こり、筋肉がこり固まれば、疲労物質がどんどん蓄積してきます。この状態を神経が察知して脳に伝わると、**首痛・肩こり**となって現れるのです。

＊金岡恒治『腰痛の病態別運動療法 体幹筋機能向上プログラム』（文光堂）から引用・改変

首は重要な神経・血管も通るため少しの異常で頭痛・めまい・自律神経失調症や手腕の痛み・しびれを招く

椎骨《ついこつ》（背骨の骨）は中央に穴があいており、これが連なって背骨の中央には**「脊柱管《せきちゅうかん》」**というトンネル状の空洞ができます。脊柱管は、脳とともに全身の神経系の中枢を担う大事な**脊髄《せきずい》**の通り道です。脊髄からは椎間孔《ついかんこう》を通って神経が左右に枝分かれし、末梢《まっしょう》神経となって全身に張りめぐらされ、各部位の**知覚神経**・**運動神経**・**交感神経**を支配します。頸椎《けいつい》（背骨の首の部分）も同様で、脊髄から後頭部や首・肩・腕・手、指先へ**末梢神経**が伸びていますが、脳から直接出る末梢神経の一つ**迷走《めいそう》神経**も首を通り、胸部や腹部に至ります。まさに首は神経が複雑に行き交う要所です。このほか頸椎を取り巻く多くの**筋肉**、**頸動脈**・**頸静脈**など太い血管もひしめき、呼吸のための**気道**、食物摂取のための**食道**も通ります。

ところが成人男性でも首の太さは直径12センチ程度しかなく、骨は頸椎のみです。このきゃしゃな構造ゆえに、首は、少しの異常で神経に影響が及びやすく、神経が圧迫されると、**頭痛**や**首・肩・腕・手の痛み・しびれ**を招いたり、ときには痛

脊椎のつくり

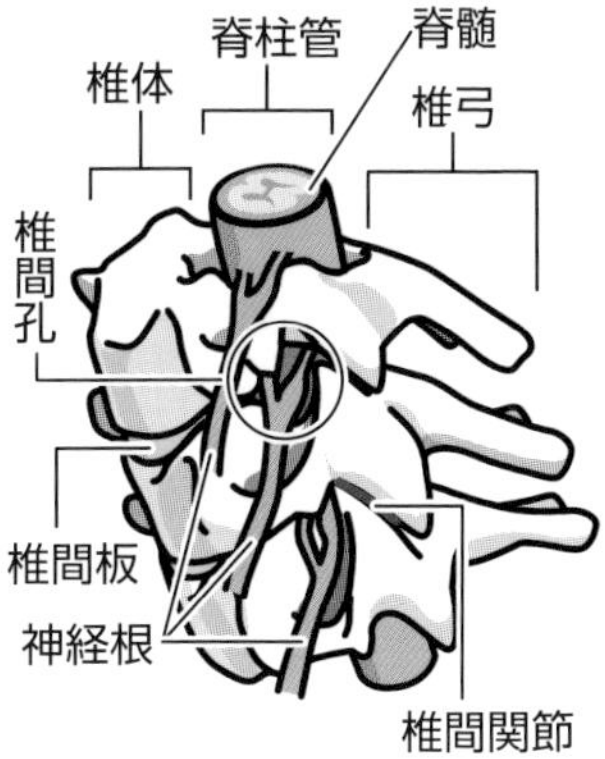

頸部の断面

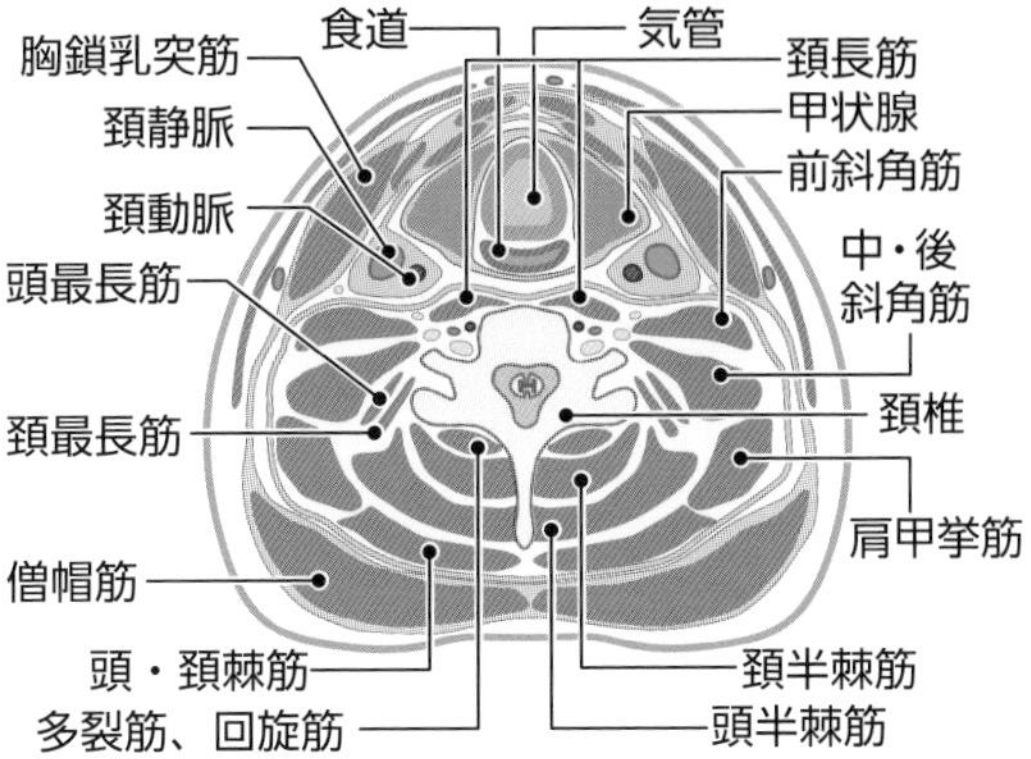

みやしびれが**足**にまで及んだり、**尿もれ**や**排便障害**が起こったりすることもあります。

また、いわゆる**自律神経失調症**といわれる症状を招くこともあります。自律神経（血管や内臓の働きを支配する神経）のバランスがくずれて、うまくコントロールできなくなることから引き起こされる症状で、検査をしても脳や内臓には異常が見つからないのに**動悸**《どうき》や**発汗**、**息切れ**、**めまい**がしたり、**胃腸の不調**や**下痢**《げり》、**吐きけ**、**食欲不振**、**全身の倦怠**《けんたい》**感**、**手のふるえ**、**筋肉痛**、**のどのつまり感**など、原因不明の思わぬ症状が現れます。

頸椎で神経が圧迫されて痛みやしびれが起こる主な病気には、椎間板《ついかんばん》が変性して椎骨が変形する**頸椎症性神経根症**や**頸椎症性脊髄症**、椎間板（椎骨と椎骨の間にある軟骨組織）内部の髄核がはみ出る**頸椎椎間板ヘルニア**のほか、交通事故で起こる**外傷性頸部症候群**（**頸椎捻挫**《ねんざ》**／むち打ち症**）などがあります。

スマホや本を前かがみで見るねこ背姿勢とノートパソコンをのぞき込むカメ首姿勢こそ首を傷める重大原因

スマホ使用時の首の角度と負担＊

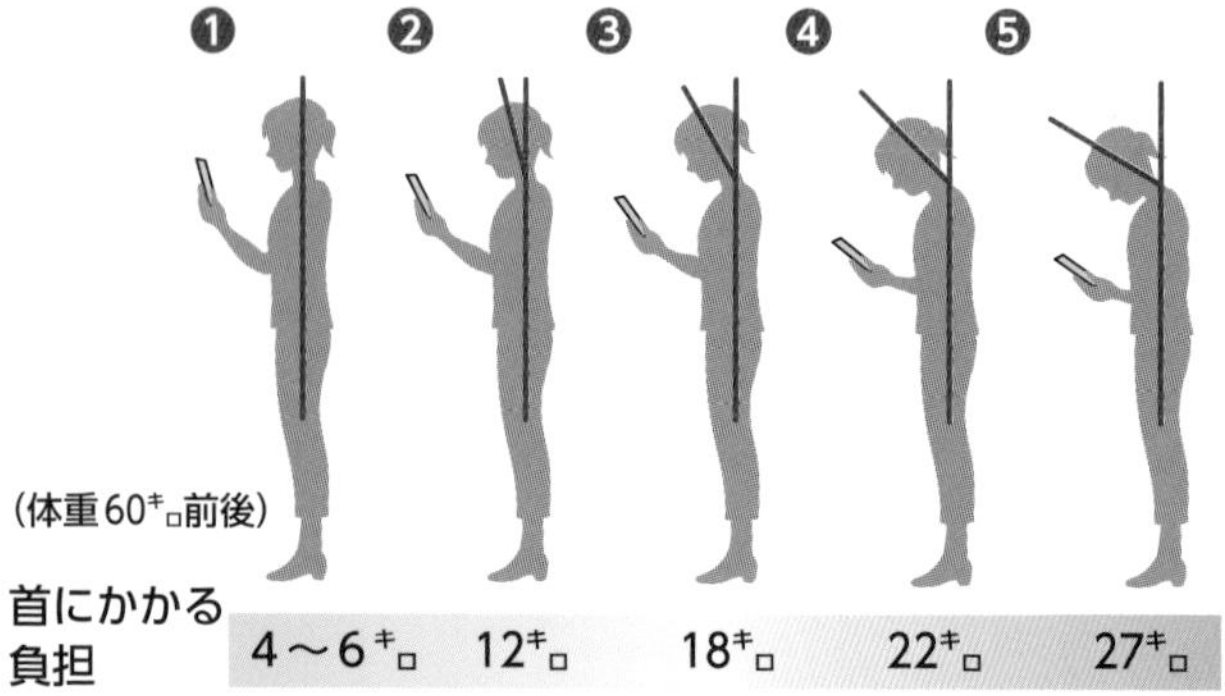

スマートフォン（スマホ）を見るときや本を読むときは、通常、首を前に曲げてやや下を向きます。このとき「首の筋肉を使っている」と意識する人は少ないかもしれません。ところが、首の角度が少し変わるだけで、首にかかる負担は思ったよりも大きくなります。まっすぐに立ったときは「首にかかる負担＝頭の重さ」です。ところが、スマホを見るために**首を15度傾けるだけで、首にかかる負担はほぼ倍増**。傾ける角度が大きくなるにつれて首にかかる負担は増していき、**60度に傾けた場合、なんと体重の半分近くの重さが首にかかってしまう**といいます（上図参照）。

下を向くと首の後ろの筋肉が伸びますが、伸びるに任せていては重い頭が前に落ちてしまうので、それ以上伸びな

＊ Kenneth K. Hansraj: Assessment of Stresses in the Cervical Spine Caused by Posture and Position of the Head, *Surgical Technology International* 2014 Nov;25:277-9 より引用・改変

首を傷めるねこ背とカメ首

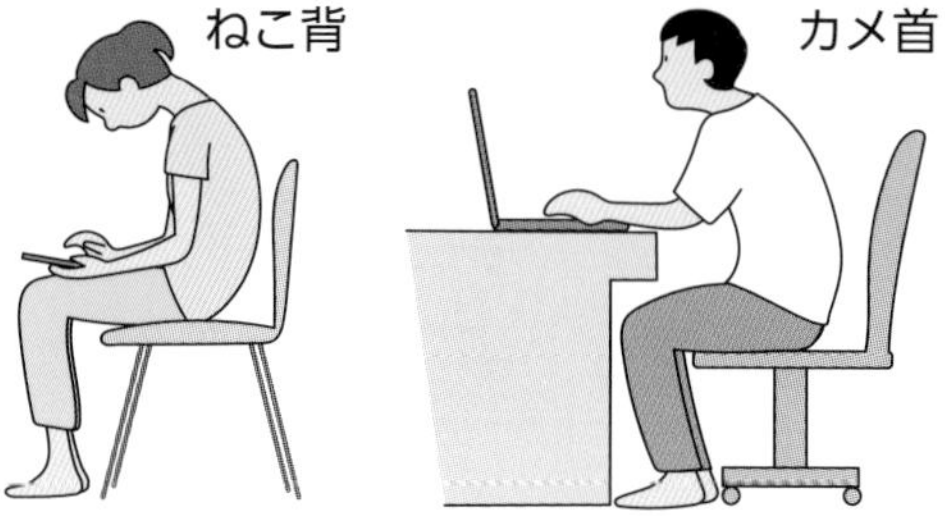

いように縮もうとして緊張します。筋肉は姿勢を保つために常にどこかで緊張していますが、このように**伸びながら収縮・緊張することを「遠心性収縮」といい、実は、筋肉を縮めて緊張させるときよりも筋肉にかかる負担が大きい**ことがわかっています。

スマホの操作中は、**「ねこ背」**になって遠心性収縮が起こりやすくなります。ノートパソコンを使うときも、首を前に突き出して画面をのぞき込むときに**「カメ首」**になりがちで、遠心性収縮のもとです。このような姿勢を長時間続けている間、後ろ首の筋肉はずっと緊張状態です。筋肉が緊張したまま動かないと筋膜（筋肉を包む薄い膜組織）に炎症が起こって、痛みを感じる硬結（しこり）ができたり、筋膜どうしがくっついて動きにくくなったりし、血流が悪くなって疲労物質がたまるだけでなく、頸椎を傷める重大な原因にもなります。

スマホや本を見るさいは、前ページの図の❶に近い姿勢で見るようにして、あごを引いて、首をあまり曲げないよう心がけましょう。パソコンも画面が適切な高さ*になるよう調節し、首の負担を軽くすることが大切です。どちらも長時間の操作はさけて休憩を挟み、「1分ほぐし」で首の負担を上手に除くことが重要です。

＊姿勢を正して正面を向いたときの視線と、画面の上端が水平になる位置。

肩は、骨・筋肉・腱ばかりか重要な血管や神経も複雑に交錯するため、こり・痛み・しびれの超多発部位

肩は、上腕骨（腕の骨）と肩甲骨《けんこうこつ》の間の**「肩関節」***、肩甲骨と鎖骨の間の**「肩《けん》鎖《さ》関節」**、鎖骨と胸骨（胸の中央にある平たい骨）の間の**「胸鎖《きょうさ》関節」**で構成されています。周辺には、後頭部から出て肩甲骨につながる僧帽筋《そうぼうきん》、肩甲骨から上腕骨につながる三角筋といった表層の筋肉のほか、深部にも数多くの筋肉や腱《けん》があり、肩の運動を担うと同時に、構造を安定させる働きもしています。

さらに、骨や筋肉、腱が入り組んだ中を、**頸《けい》動脈・頸静脈**からつながる重要な**血管**や、頸椎《けいつい》から出て肩甲骨、腕、手へとつながる数多くの**神経**が、複雑に交錯しながら通っています。この複雑さから、肩は、ちょっとした異常でこり・痛み・しびれが多発しやすい部位です。

イスに座っているだけでも、首から肩周辺の筋肉は頭の位置を保つために絶えず働くため、デスクワークなどで同じ姿勢を長く続けると、筋肉が緊張して固まり、血流の悪化から疲労物質が蓄積し、**痛み**や**疲労感**を覚えるようになります。

＊肩関節・肩鎖関節・胸鎖関節を総称して「肩関節」と呼ぶ場合もある。

肩のつくり

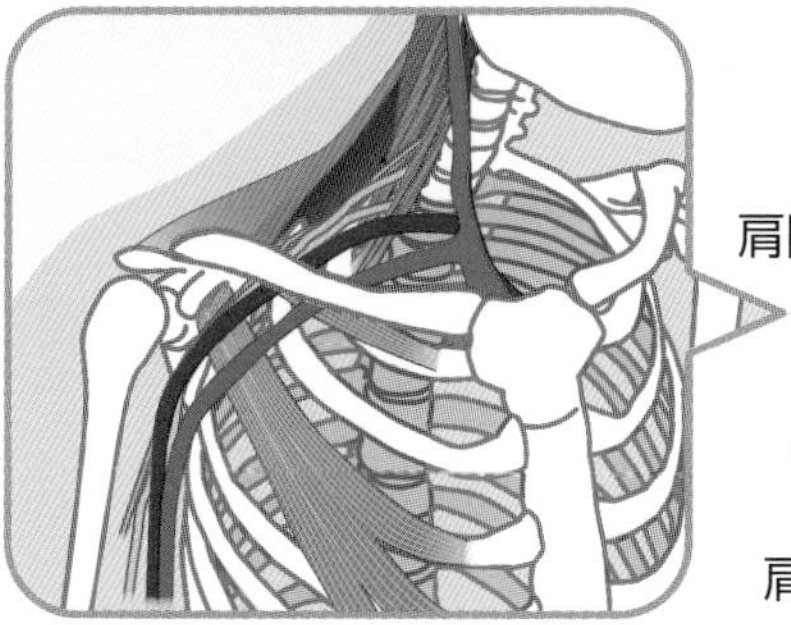

頸動脈・頸静脈からつながる重要な血管や、脊髄から伸びる数多くの神経が、複雑に交錯している

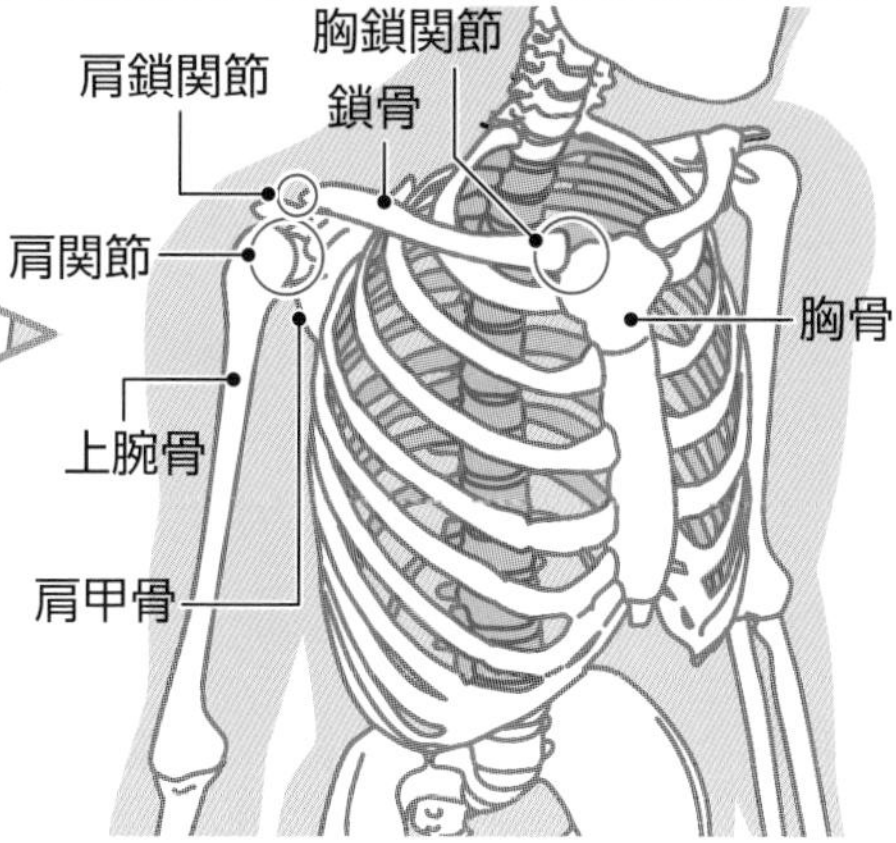

筋肉を長時間動かさずにいると、筋肉の痛み以外に、**筋膜**（筋肉を包む薄い膜組織）どうしが**癒着**《ゆちゃく》（くっつくこと）することによって痛みが現れることもあります。筋膜は筋肉をあるべき位置に保持する働きをしていますが、筋肉が動くときの「滑り」（滑走性という）をよくする働きもあります。筋膜どうしがくっついてしまうと、スムーズな動きが損なわれ、ぎくしゃくしてきます。すると周辺の神経に刺激を与え、肩の痛みや張りなどを感じるようになるのです。

同じ姿勢を続けず、ときどき**「1分ほぐし」で筋肉の緊張や筋膜の癒着を解放することが大切**です。

このほか、首から腕につながる血管や神経が鎖骨の下や胸の筋肉の下を通るさいに物理的に締めつけられることで、肩甲骨周辺から腕、手指に至る部位に痛みやしびれを感じる**「胸郭《きょうかく》出口症候群」**（124ページ参照）という症状が現れることもあります。

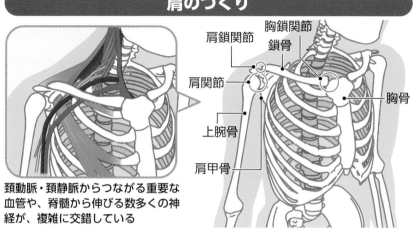

多方向に動く肩関節と肩甲骨は全身のスムーズな動きの要で、柔軟性の維持こそ若々しい姿勢と動作の源泉

腕を動かすと肩関節だけでなく肩鎖《けんさ》関節・胸鎖《きょうさ》関節（35ページ図参照）も連動して動きます。そのため肩は自由度が高く、多方向に動かせます（74ページ参照）。

肩関節、特に肩甲骨の動きが悪化すると影響は全身に及びます。背中の中央方向へ肩甲骨を引き寄せる筋肉（菱形筋《りょうけいきん》）が衰えると、背中が曲がって頭が前に突き出た「悪い姿勢」になります。すると、姿勢を保持する筋肉がしだいに衰え、見た目も老けた印象に。姿勢の悪さは腰痛やひざ痛を招き、全身の関節の可動域が狭まって、動作も鈍くなり、心肺機能・内臓機能の低下につながる恐れもあります。若々しい姿勢や、きびきび動ける体を維持するには、「1分ほぐし」で肩の筋肉や腱《けん》、靱帯《じんたい》はもとより肩関節や肩甲骨の動きを柔軟にしておくことが不可欠です。

肩甲骨が開くと姿勢が悪くなる

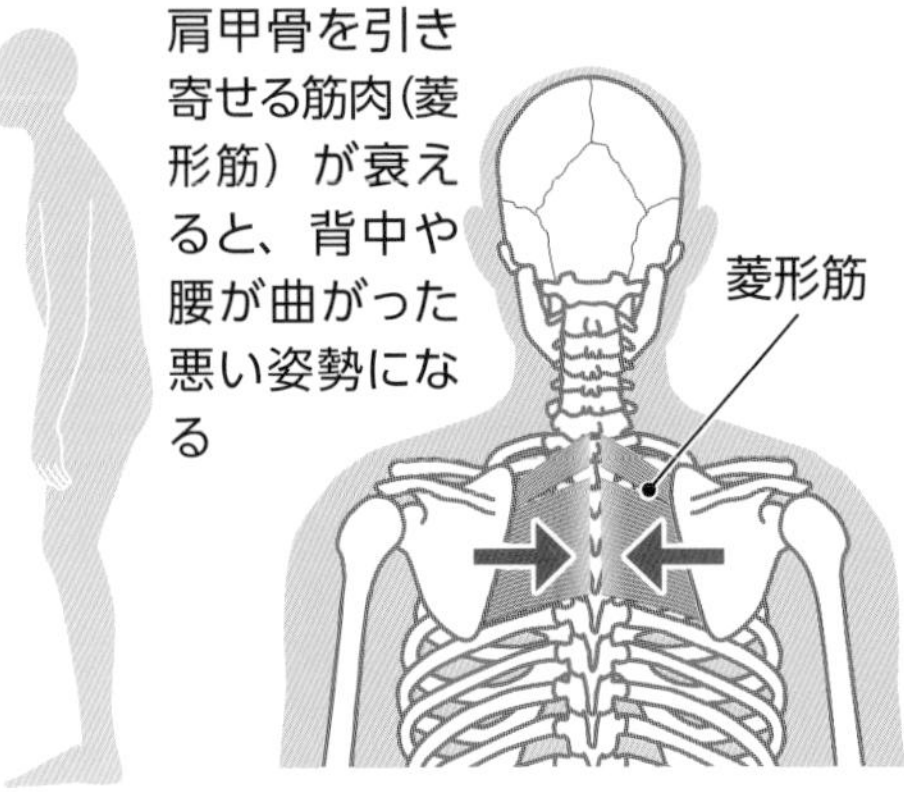
肩甲骨を引き寄せる筋肉（菱形筋）が衰えると、背中や腰が曲がった悪い姿勢になる
菱形筋

今まさに痛み・しびれを感じている本人こそ、真の原因を見つけて治せる、どんな治療家にも勝るすごい名医

首・肩・腕の痛み・しびれを訴える患者さんに対し、医師は、どこがどう痛むか、どんな場面で悪化するかなどを問診で聞き取り、触診や理学的所見*、画像検査を行ってその原因を探ります。骨の異常はレントゲン（X線）、脊柱管《せきちゅうかん》や椎間《ついかん》板《ばん》の異常はMRI（磁気共鳴断層撮影）検査で確認します。ただし、**画像検査で異常が見つかったからといって、必ずしもそれが痛みの原因とはかぎりません。**例えばMRIで頸部《けいぶ》の椎間板ヘルニアが見つかっても、痛みの原因はそこにはなく、椎間関節《ついかんかんせつ》（椎骨と椎骨の間の関節）で神経が刺激されているせいだったということが実は少なくないのです（20ページの症例参照）。

実際、**症状に最もくわしいのは、今まさに痛みやしびれを感じている患者さん本人**です。本人に勝る名医はいません。「こうすると痛みが増す」「こうしたららくになった」と、自分で体を動かしながら真の原因を見つけて対処することは、つらい症状を解消するための第一歩といえるでしょう。

＊体を触って動かしたり押したりして、どのような状況で痛みが出るのかを確認する検査。このほか、筋電図検査や血圧測定などを行うこともある。

慢性的な痛み・しびれは「動かしてほしい」という体からのサインで、動かしてほぐせば自力で治せる！改善できる！

例えば、指に切り傷を負った場合、手当て後は、傷口が開いたり痛みが悪化したりするのをさけるため、なるべく動かさないように安静にするのが普通です。では、首・肩・腕の慢性的な痛みの場合はどうでしょう。痛いからといって動かさなければ痛みは軽減するでしょうか。仕事や家事で同じ姿勢を続け、長時間体を動かさずにいると、むしろ悪化してしまうことでしょう。指の切り傷とは異なり、首・肩・腕の**慢性的な痛み・しびれは、「動かしてほしい」という、体からのサイン**ととらえるといいでしょう。首こり・肩こりを感じて首を無意識にもんだり肩を回したりして体を動かすのは、体の自然な反応といえます。自分の体からの要望に従って体を動かせば、筋肉がほぐれ、筋膜どうしの滑りも改善して血流がよくなり、滞っていた疲労物質が流されて、症状が改善します。さらに、首の正しい動かし方のコツを身につければ、頸椎《けいつい》が安定し、一時的な症状の改善だけでなく、**長年悩んでいる慢性的な痛みを自力で治すことも可能**なのです。

首こり肩こりの原因

第3章

意外！首・肩・腕の痛み・しびれは頸椎症・ヘルニア・五十肩から頸肩腕症候群など多くの病名がつくが、根本原因はただ一つ

え！ これも原因!? 長引いてつらい首・肩・腕の痛み・しびれ・こりを招くと問題視される19の主な原因一覧

慢性的な肩こりの4大原因は、デスクワークや反復作業で同じ姿勢や動作を続けること、運動不足、眼精疲労、精神的・肉体的なストレスといわれます。ただ、首・肩・腕の痛み・しびれの原因は、そのほかにもたくさんあげられます。

例えば、**頸椎《けいつい》（背骨の首の部分）の変形**、**椎間関節《ついかんかんせつ》の障害**、**頸椎症（頸椎症性神経根症・頸椎症性脊髄症《せきずいしょう》）**、**頸椎椎間板《ついかんばん》ヘルニア**といった首の骨・椎間板・靭帯《じんたい》に原因があって起こる病気をはじめ、女性の**更年期障害**、**歯周病**や**歯の嚙《か》み合わせの悪さ**、**高血圧症**や**狭心症**などの循環器系の病気からも、首・肩・腕の痛み・しびれが起こることがあります。また、**原因は一つとはかぎらず、複数が併発している場合**もあります。首・肩・腕の痛み・しびれが長引いてつらいときは、まず整形外科や脊椎《せきつい》外科を受診しましょう。ただ、このほかにも気になる症状がある人は、症状に応じて内科、循環器科、心療内科、婦人科、眼科、歯科などの専門医に相談すべきでしょう。

首・肩・腕の痛み・しびれ・こりを招く主な原因

	原因・症状など		診療科
頚椎	頚椎椎間関節の障害	椎間関節に負担が加わり、神経を刺激	整形外科
	外傷性頚部症候群（頚椎捻挫／むち打ち症）	交通事故や激しいスポーツなどの衝撃で起こる軟部組織（筋肉・腱・靭帯）の損傷	整形外科
	頚椎椎間板ヘルニア	頚椎の椎間板がはみ出て、神経を圧迫	整形外科・脊椎外科
	頚椎症（頚椎症性神経根症・頚椎症性脊髄症）	頚椎が変形して骨棘（骨のトゲ）ができ、神経を圧迫	整形外科・脊椎外科
	後縦靭帯骨化症 黄色靭帯骨化症	原因不明で頚椎をつなぐ後縦靭帯・黄色靭帯が骨化し、脊髄を圧迫。国の指定難病	整形外科・脊椎外科
肩	胸郭出口症候群	首から腕につながる血管や神経が鎖骨の下や胸の筋肉の下で締めつけられる	整形外科
	頚肩腕症候群	首・肩・腕の痛み・しびれ・脱力があるが、原因が特定できない症状の総称	整形外科
	肩関節周囲炎（五十肩・四十肩）	中年以降に、ケガをしたわけではないのに肩が痛み、動かしにくくなる症状	整形外科
その他の病気	高血圧症、狭心症・心筋梗塞	動脈硬化による血流悪化	内科・循環器科
	更年期障害	卵巣ホルモン低下による自律神経のバランスのくずれ	婦人科
	うつ病	自律神経のバランスがくずれ、緊張状態が続いて筋肉が緊張、血流が悪化	心療内科・内科
	虫歯・歯周病・嚙み合わせ不良	歯周病や嚙み合わせの悪さからあごにゆがみが生じ、首や周辺の筋肉が緊張	歯科
	眼精疲労	目の筋肉の緊張による血流悪化	眼科
	カゼ	ウイルスに対する免疫反応で関節痛や筋肉痛が発生	内科
	リウマチ性多発筋痛症*	原因不明で中高年以上に多い。発熱、首・肩・腰・太ももの痛み、朝のこわばりなど	内科・リウマチ内科
	線維筋痛症	全身の関節・筋肉・腱に3ヵ月以上痛みやこわばりが続く原因不明の病気	内科・脳神経外科・リウマチ内科
生活習慣ほか	悪い姿勢、運動不足	ねこ背、カメ首、長時間の同じ姿勢、体に合わない机・イス、寝具など	整形外科
	ストレス	精神的ストレス、寒さや冷房による冷えなど肉体的ストレス	心療内科・内科・整形外科
	体型・体質	なで肩、肥満、やせすぎ、冷え症など	整形外科・内科

＊関節リウマチとは別の病気で、関節の炎症や変形はあまりない。

肩がパンパン、後ろ首が硬い、首こり・肩こりがあるなら、僧帽筋など筋肉からくる痛み・しびれの可能性大

長時間のデスクワークや、うつむき姿勢で行う作業の後に、首や肩がこったと感じて、手で肩のあたりをもんだり、首を回したりしたことがある人は少なくないでしょう。

これは、筋肉の緊張を感じた私たちの体が、自然に、筋肉を動かしてみずからをほぐそうとしているのです。いい方を換えれば、首や肩に違和感や痛み、張りなどを感じたときこそ、体を動かして体をほぐすタイミングであるともいえるでしょう。

首や肩をちょっと動かしたり、軽くマッサージをしたりする程度で筋肉の緊張が解消されればいいのですが、筋肉が十分にほぐれないまま、翌日も、その翌日もまた同じように、同じような姿勢や動作を長時間続けると、筋肉の緊張が常態化します。この状態を**「過緊張」**といいます。

筋肉が過緊張状態になると、どんなにらくな姿勢を取っても**肩がパンパンに張**

筋膜とは

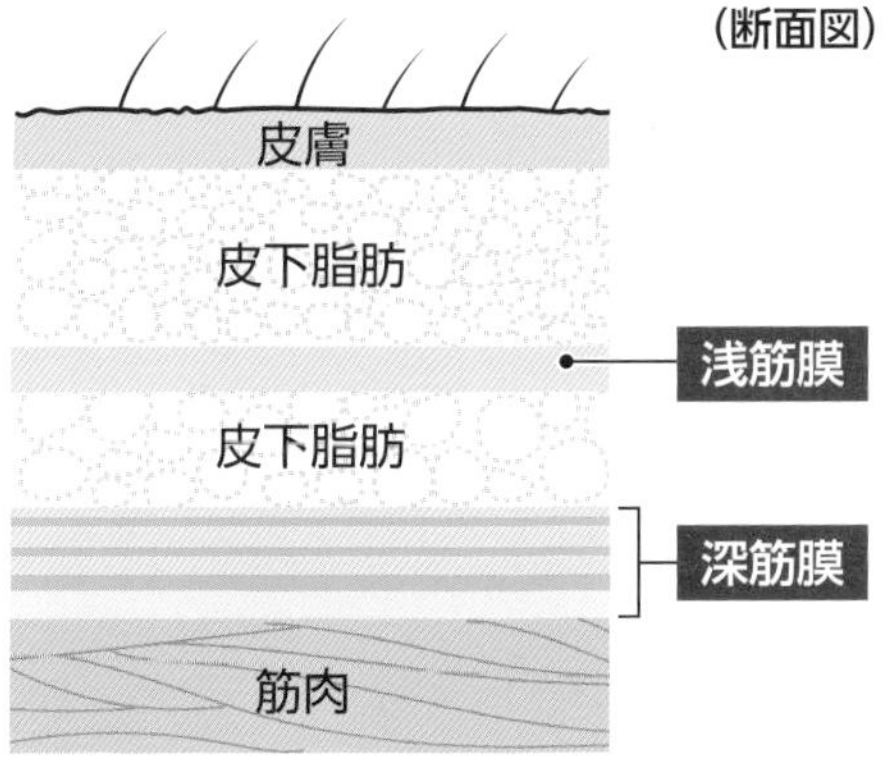

っ**たまま、後ろ首がカチカチに硬くなったまま**です。こうなると、緊張した筋肉が常に血管を圧迫して血流が悪化、疲労物質が滞って、**首・肩の不快感・だるさ・痛み**が強まります。そればかりか、**腕のしびれ**が現れたり、**頭痛**や**吐きけ**がしたりすることもあります。これが、筋肉からくる首こり・肩こりです。

さらに、過緊張状態の筋肉はこり固まって動かないので、筋膜（筋肉を包む薄い膜組織）との間で**癒着**《ゆちゃく》（くっつくこと）が起こりがちです。筋膜は筋肉と周囲の組織との間にあって、筋肉をあるべき位置に保持しつつ、滑らかに動くようにする潤滑油のような働きがあります。それが癒着すると筋肉と皮膚の間の滑りが悪くなり、少し筋肉を動かしただけで皮膚まで引っぱられてしまいます。これにより神経が刺激されることでも、**痛み**や**張り**を感じるようになります。

筋肉や筋膜からくる首・肩・腕の痛み・しびれを改善するには、第7章から紹介する、体をじんわりと動かすことで筋肉の過緊張をほぐす「1分ほぐし」が最適です。

手の指がしびれる、手に力が入りにくいといった症状があるなら頸椎や神経からきている疑い大

手の指がしびれる、**手に力が入りにくい**といった症状は、首や肩の筋肉の緊張から起こる症状とは異なり、**頸椎《けいつい》そのものの障害が原因**で、神経が影響を受けている可能性が高いといえます。

頸椎症は、加齢などによって椎間板《ついかんばん》（椎骨と椎骨の間の軟骨組織）のクッション機能が低下することから始まります。椎間板が柔軟性を失ってつぶれ、椎骨に負担がかかりつづけると、骨に骨棘《こつきょく》というトゲのようなものができ、神経が圧迫されて痛みが生じます。脊髄《せきずい》が圧迫されるものを**頸椎症性脊髄症**、脊髄から左右に枝分かれする神経根が圧迫されるものを**頸椎症性神経根症**といいます。

頸椎椎間板ヘルニアは、悪い姿勢やスポーツの衝撃、加齢などによって頸椎の椎間板内部の髄核《ずいかく》というゼリー状の組織がはみ出て、神経を圧迫する病気です。

後縦《こうじゅう》靭帯骨化症・**黄色《おうしょく》靭帯骨化症**は、頸椎をつなぐ靭帯という丈夫な線維組織が分厚くなって骨のように硬くなり、脊髄を圧迫することで起こる原因不明の難

病です。

交通事故やコンタクトスポーツ*で衝撃を受けた後に首が痛くなることを一般的に**「むち打ち症」（外傷性頸部症候群）**と呼びますが、その多くは首の関節の捻挫《ねんざ》（頸椎捻挫）から生じています。

これらの病気と診断されている人に共通することとして多いのが、**頸椎の椎間《ついかん》関節《かんせつ》の障害**です。椎間関節には神経がたくさん入り込んでいて、**痛みをとても感じやすい敏感な部位**です。

最近、頸椎の椎間関節の障害が首・肩などの慢性痛につながることがわかってきました。頸椎の椎間関節の損傷と慢性痛との関係については、次の第4章で説明します。

頸椎症とは

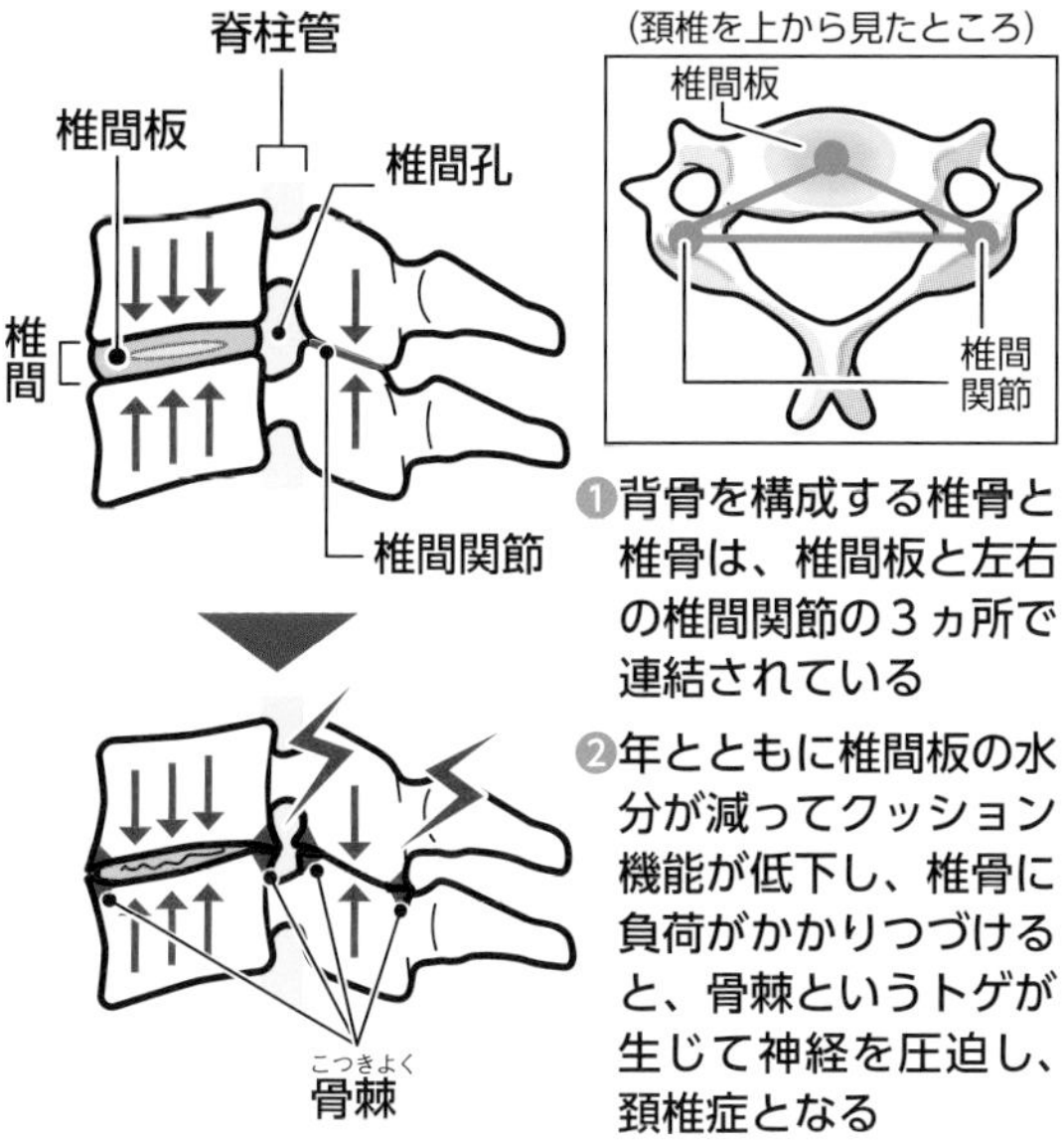

❶背骨を構成する椎骨と椎骨は、椎間板と左右の椎間関節の３ヵ所で連結されている

❷年とともに椎間板の水分が減ってクッション機能が低下し、椎骨に負荷がかかりつづけると、骨棘というトゲが生じて神経を圧迫し、頸椎症となる

脊柱管を通る脊髄が圧迫されるものを頸椎症性脊髄症、脊髄から枝分かれして椎間孔から出る神経根が圧迫されるものを頸椎症性神経根症という

＊選手どうしで体の接触があるスポーツ。ラグビー、アメリカンフットボール、レスリング、ボクシング、相撲、柔道など。

高血圧・狭心症・更年期障害・うつ・歯周病でも首・肩・腕の痛み・しびれは起こるとされ、要注意

首・肩・腕の痛み・しびれは思わぬ病気からも起こります。例えば**胸郭《きょうかく》出口症候群**は、血管・神経が鎖骨や胸の筋肉の下で締めつけられて起こります。中高年では**五十肩（肩関節周囲炎）**や、**高血圧症**で**動脈硬化**から血流の悪化を招き、首痛や肩こりにつながることもよくあります。動脈硬化が進み心臓に送られる血流が滞る**狭心症**や**心筋梗塞《こうそく》**になると、胸の痛みのほか「関連痛（放散痛）」といって、心臓から離れた肩や腕に痛み・しびれが現れる場合もあります。**更年期障害**や**ストレス**、**うつ病**で、自律神経（血管や内臓の働きを支配する神経）のバランスがくずれ、痛みを引き起こすケースや、**眼精疲労《がんせいひろう》**から首・肩の痛みが現れたり、**虫歯**や**歯周病**で生じたあごのゆがみから筋肉が緊張し、肩こりにつながったりするケースもあります。カゼなどの**ウイルス感染症**、**線維筋痛症**、**リウマチ性多発筋痛症**といった病気でも筋肉のこわばりで首・肩・腕に痛みが生じることがあり、そうした場合は各専門の医師に相談するといいでしょう。（41ページの表参照）。

手足がマヒ、力が入らないなどどんな首・肩・腕の痛み・しびれは迷わず専門医を受診！

首や肩の強い痛みのほかに、**手に力が入らずペンや箸《はし》を持てない、腕をほとんど上げることができない、足に力が入らず歩きにくい**などの**運動障害やマヒ、尿もれ・便もれ、排尿困難**などの**膀胱直腸障害《ぼうこう》**の症状がある場合、頸椎《けいつい》（背骨の首の部分）の病気で**脊髄《せきずい》**が影響を受けている可能性があります。症状が現れる部位は、頸椎のどこで脊髄が圧迫されるかによって異なります。

このような症状があったら**すぐに、迷わず整形外科や脊椎外科の専門医を受診**（40ジペー参照）しましょう。頸椎で脊髄が圧迫されていると、ちょっと転倒しただけで脊髄が損傷し、**四肢《しし》のマヒ**に至る恐れもあるので、早急に専門医の診察が必要で、場合により緊急的な手術が必要になることもあります。

頸椎で脊髄や神経根（脊髄から枝分かれする神経の根もと）が圧迫される病気には、**頸椎症性脊髄症、頸椎椎間板《ついかんばん》ヘルニア**や、国の難病に指定されている**後縦靱《こうじゅうじん》帯骨化症《たいこつか》、黄色靱《おうしょく》帯骨化症**などがあります（41ジペーの表参照）。

首・肩・腕の痛み・しびれには20近くの原因があるとされるが、主要な根本原因はただ一つとわかってきた

よく「ひどい肩こりの原因は[*1]ストレートネック」などといわれます。しかし、これは正確ではありません。頚椎《けいつい》（背骨の首の部分）を支える筋肉が衰えて姿勢が悪くなった結果、肩こりになったり、ストレートネックになったりすることはありますが、ストレートネックだから痛みやしびれが現れるのではありません。

首・肩・腕の慢性的な痛み・しびれの原因は20近く（41ページの表参照）ありますが、最近、首・肩・腕の慢性的な痛み・しびれには**ただ一つの主要な根本原因があ**ることがわかってきました。それは、頚椎を支える**「頚長筋《けいちょうきん》」という深部筋を働かせずに首を動かすことで起こる、「頚椎の椎間関節《ついかんかんせつ》の障害」**です。実際、頚椎の椎間関節に障害があると、首から肩にかけて症状が現れます（53ページの図参照）。[*2]首・肩などの慢性的な痛みの半数以上は、頚椎の椎間関節の不具合から起こるという報告もあります。これについては次の第4章でくわしく説明します。

頚椎の椎間関節

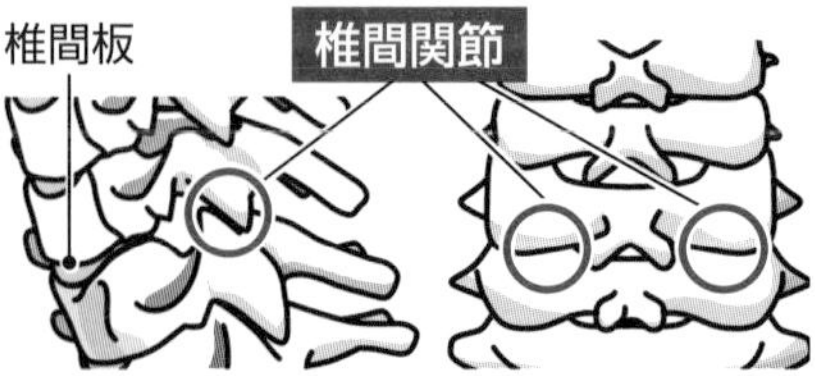

（横から見たところ）
（おなか側←→背中側）
（背面から見たところ）

＊1　頚椎がゆるやかにカーブせず、まっすぐになった状態。
＊2　Laxmaiah Manchikanti, Vijay Singh, Frank J E Falco, Kimberly M Cash, Bert Fellows: Cervical medial branch blocks for chronic cervical facet joint pain: a randomized, double-blind, controlled trial with one-year follow-up. Spine 2008 Aug 1;33(17):1813-20.

慢性痛の根本原因

第4章

首・肩・腕の痛み・しびれが慢性化して
治らない長年の謎が解けた！
ただ一つの根本原因は、
頸椎を支える深部筋
「頸長筋」を働かせずに動かす
首の誤った使い方と
それに伴う椎間関節の障害

直立歩行の人間の弱点「首」には頸椎を支えて安定させる深部筋「頸長筋」が備わり常に首を守っている

直立二足歩行をする人間の首は、成人で5〜6キロもある重い頭を、ほかの骨の支えがない1本柱である頸椎《けいつい》（背骨の首の部分）だけで支えています。この不安定な構造を安定させるために重要な役割を果たすのが、首まわりの筋肉や腱《けん》（骨と筋肉をつなぐ丈夫な線維組織）です。

筋肉は、皮膚に近いところにある表層筋と、骨に近い深いところにある深部筋に分けられます。首にも数多くの表層筋・深部筋がありますが、**深部筋のうち、頸椎の安定に特に重要な役割を担っているのが、「頸長筋《けいちょうきん》」という筋肉**です。*

頸長筋は、第1頸椎（頭に最も近い椎骨）から第3胸椎（背骨の胸の部分の上から3番めの椎骨）にかけて、椎骨前面の左右に直接付着する筋肉で、実際は上斜部・垂直部・下斜部の3部に分かれていますが、総称して頸長筋といいます。**首の筋肉の中では最も深いところにあり、椎骨を一つ一つつなぐように支える筋肉**です（左ページの図参照）。

＊専門的には、体を大きく動かすときメインで使われる筋肉をグローバル筋（global muscles）、グローバル筋を補助したり、姿勢を保持したりする役割を担う筋肉をローカル筋（local muscles）、という。頸長筋は深部筋でローカル筋でもある。

頸長筋（深部筋）と首周辺の表層筋

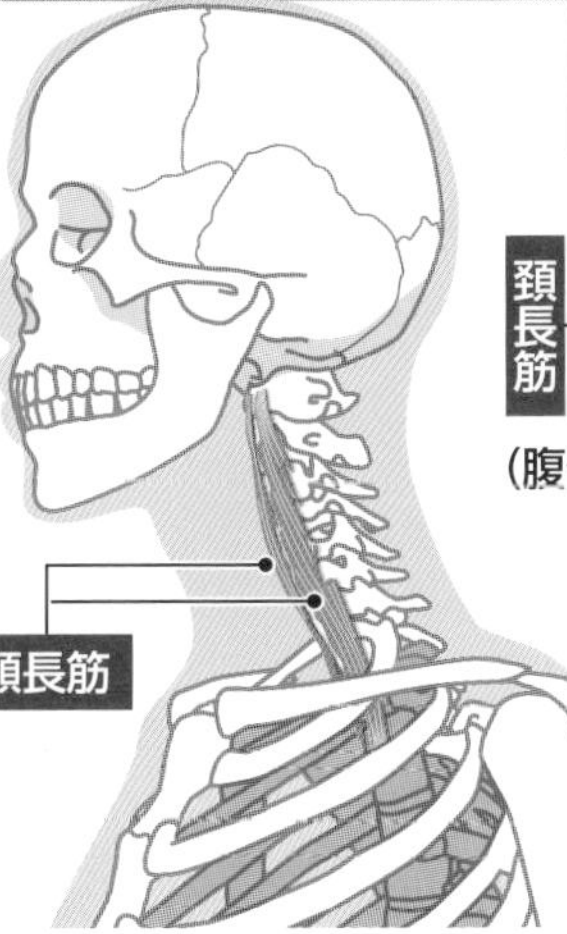

頸椎を上から
見たところ
頸椎
頸長筋
（腹側）
（背側）

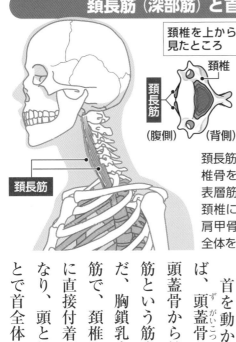

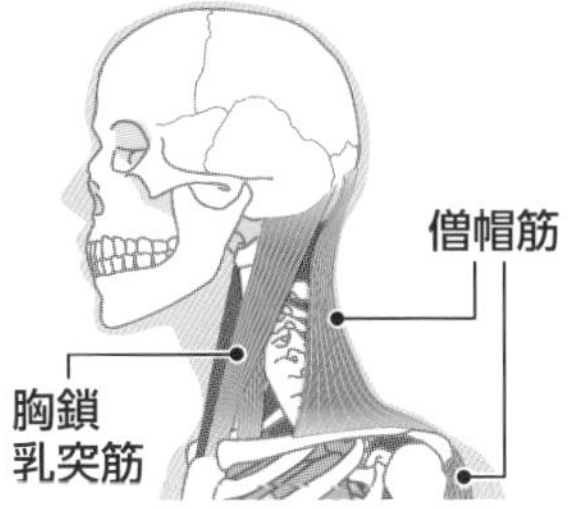

頸長筋は頸椎の前部に直接付着しており、椎骨を一つ一つ支えながら首を動かす。表層筋のうち胸鎖乳突筋や僧帽筋などは頸椎には付着していないが、頭と鎖骨や肩甲骨などをつなぎ、伸縮することで首全体を動かす。

頸長筋は頸椎に直接くっついているので、**首を前後左右に動かすときも、ひねるときも、常に頸椎に寄り添って動きます。**胸椎（背骨の胸の部分）では肋骨《ろっこつ》が支えになっていますが、頸椎にはほかの骨の支えがありません。それでも**首がグラつかず滑らかに動かせるのは、頸長筋が椎骨を一つ一つしっかりと支えてくれているから**です。

首を動かす筋肉は頸長筋のほかにもあり、例えば、頭蓋骨《ずがいこつ》と鎖骨《さこつ》を結ぶ胸鎖乳突筋《きょうさにゅうとつきん》は首を動かし、頭蓋骨から鎖骨・肩甲骨《けんこうこつ》・背中に広がる大きな僧帽《そうぼう》筋という筋肉は、首のほか肩・腕を動かします。ただ、胸鎖乳突筋も僧帽筋も皮膚のすぐ下にある表層筋で、頸椎には付着していません。そのため、頸椎に直接付着して支えながら首を動かす頸長筋とは異なり、頭と鎖骨や肩甲骨などをつなぎ、伸縮することで首全体を動かす働きをしています。

ところが多くの日本人は首を前後左右に動かすときもスマホやパソコンを見るときも頚長筋が働かず眠ったまま

首こり・肩こりはありふれた症状ですが、実は、その根本原因は最近まではっきりしていませんでした。ところが近年、**首・肩・腕の慢性的な痛み・しびれの大多数は、首の誤った使い方から起こる**ことがわかってきました。

カギとなるのは、首の最も深いところで頚椎《けいつい》に直接付着し、頚椎に安定性と滑らかな動きをもたらす深部筋**「頚長筋《けいちょうきん》」**です（50ページ参照）。

頚長筋が働かないと、どうなるでしょうか。頚椎が安定して滑らかに動くことができず、椎骨と椎骨の間の**椎間関節《ついかんかんせつ》**がぎくしゃくします。椎間関節もひじやひざの関節と同じ「関節」である以上、首を動かせばそのつど動きます。しかし、**頚長筋を働かせて頚椎の滑らかな動きを助けないと、動かすたびに椎間関節に無理な負担がかかって傷んでしまう**のです。頚椎は7つの椎骨から構成されますが、**椎間関節が特に傷みやすいのは第5・第6頚椎間**です。29ページのグラフでもわかるように、第5・第6頚椎間は前後の可動域が特に広く、大きな負担を受けや

頸椎の椎間関節由来の痛みの範囲

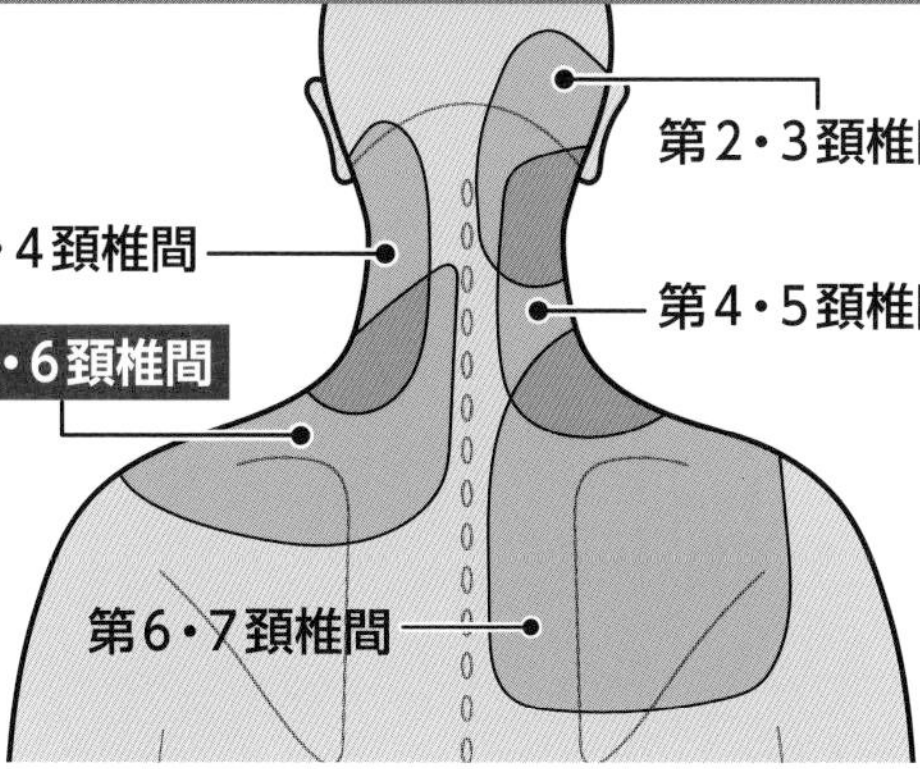

すい部位です。どこの椎間関節を傷めたかで症状が現れる範囲が変わりますが、第5・第6頸椎間が損傷すると、左図の範囲に痛み・しびれが現れます。

スマートフォン（スマホ）操作やデスクワークを長時間続けると、頸椎の椎間関節にはただでさえ無理な負担がかかります。それにもかかわらず、頸椎を支える頸長筋が働かずに眠ったままでは、椎間関節の負担は募る一方になり、やがて症状が慢性化します。症状を改善し、慢性化を防ぐには、頸長筋を働かせることが重要です。頸長筋は、日常生活のどんな場面でも、頸椎全体にそえ木をするように、常に支えてくれます。しかも頸長筋はそえ木とは違って柔軟な筋肉なので、自在な首の動きを妨げることもありません。

長期の入院などで安静が続くと、使われない筋肉の働きが鈍ることが知られています。同じようなことが、日ごろ動かさずに眠っている頸長筋にも起こっています。**「1分ほぐし」で頸長筋を目覚めさせ、活性化**しましょう。そうして頸長筋を使えるようになれば、慢性的な首・肩・腕の痛み・しびれを解消し、再発も防ぐことができます。

頸長筋が働かないのはふだん意識しづらいためで、リクライニング時に首の奥で安定感をもたらすのが頸長筋

首・肩・腕の痛み・しびれを予防・改善するためには、頸長筋《けいちょうきん》をうまく使うことが大切ですが、ふだんから頸長筋を意識して首を動かせている人は少ないでしょう。うまく働かせるようになるために、まず、**「頸長筋エクサ」**で、**頸長筋の存在を感じる**ことから始めてみましょう。イスに腰かけて背すじを伸ばし、**あごと手で押し合い**をするだけですが、首の奥の頸椎前面の筋肉群が緊張する感覚がわかるはずです。頸長筋エクサは、**頸長筋の働きを高めるためにも役立ちます。**

日常生活では、例えば、**リクライニングシートを後ろに倒すさい、首をまっすぐに保ちながら体をゆっくりと倒していく**と、首の深部の筋肉（＝頸長筋）に力が入るのがわかります。美容室や歯科医院、自動車に乗ったときなどに、頸長筋を意識してみてください。このほか、スポーツなどでほかの人とぶつかり合うさい、衝撃に備えて身構えるときも、頸長筋など首の深部筋に瞬間的に力が入り、首が安定する感覚がわかるはずです。

頚長筋を働かせる

頚長筋エクサ

1セット1分

体操の効果

頚長筋を意識して動かすことで、頚長筋を柔軟に働かせることができるようにする。

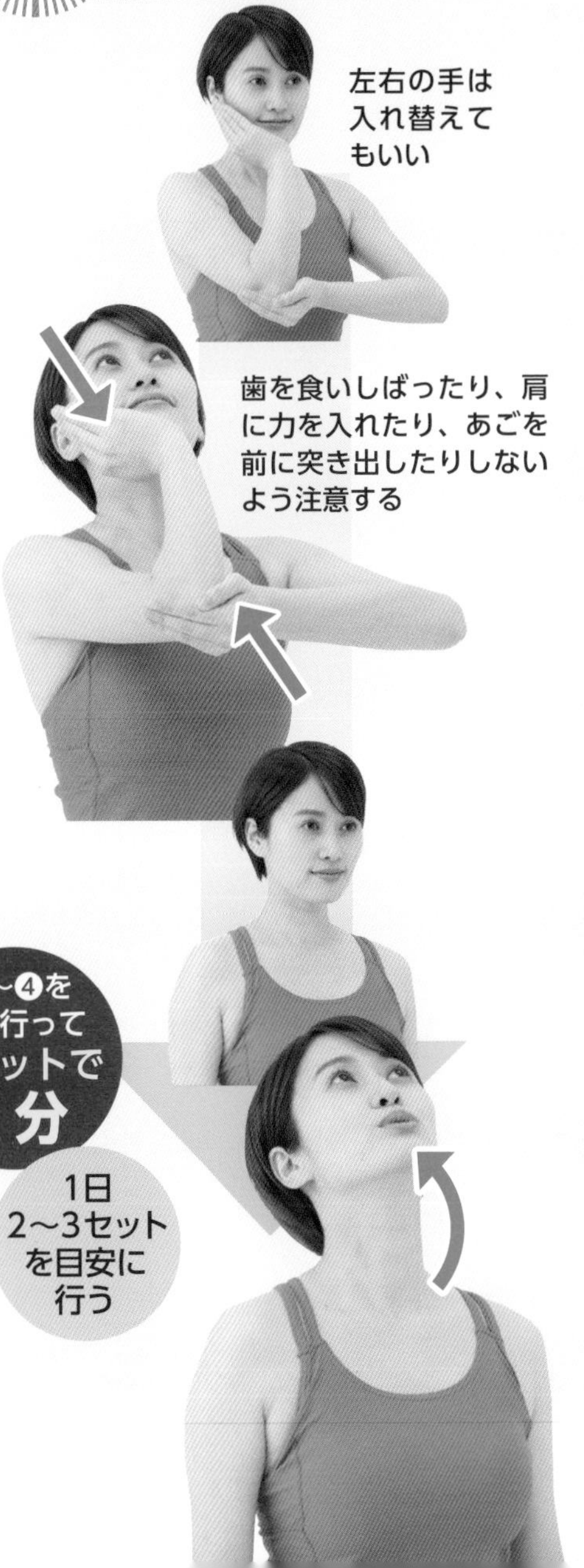

左右の手は入れ替えてもいい
歯を食いしばったり、肩に力を入れたり、あごを前に突き出したりしないよう注意する

❶ イスに腰かけて背すじを伸ばし、右手のひらのつけ根をあごに当て、左手は右のひじを受けるように当てる。

❷ 右手で軽くあごを押し上げた後、あごと手で押し合いをする。5秒キープ。

❸ あごから手を離して、いったん正面を向く。

❹ 息を吐きながらゆっくりと首を反らし、顔を上に向ける。

＊筋肉は、強い緊張を与えた後にゆるめると、より柔軟性が高まる性質がある。首を反らして実感する。

❶〜❹を5回行って1セットで**1分**

1日2〜3セットを目安に行う

頸長筋を働かせずに首を動かすと第1に頸椎の椎間関節の負担が募り軟骨や骨に微細な損傷が生じて炎症が発生

深部筋である頸長筋《けいちょうきん》を働かせずに首を動かすと、どんなことが起こるのでしょうか。首を前に曲げる屈曲の動作を例に見てみましょう。首を前に曲げるとき働く筋肉は、頸長筋・胸鎖乳突筋《きょうさにゅうとつきん》・斜角筋群《しゃかくきん》などで、頸長筋以外はみな表層筋（51ページ参照）です。頸長筋をきちんと働かせて首を前に曲げれば、**頸椎《けいつい》の椎骨一つ一つが順に滑らかに動きます。**しかし、頸長筋よりも先に表層筋が働くと、頸椎は、棒高跳びのポールのように一気にたわむことになります。

ところが、頸椎は棒高跳びのポールと違って、しなやかな1本の棒ではありません。積み重なった椎骨と椎骨の間には、椎間関節《ついかんかんせつ》や椎間板《ついかんばん》（椎骨と椎骨をつなぐ軟骨組織）などの関節があります。さらに、各椎間の可動域（曲がりやすさ）には差があります（29ページのグラフ参照）。そのため、**第5・第6頸椎の椎間など、比較的よく曲がる部位に集中して強い力がかかる**のです。

負担が集中した部位の骨や軟骨には**微細な損傷**が生じ、これを治そうとする体

表層筋で首を動かすと頸椎に偏った力がかかる

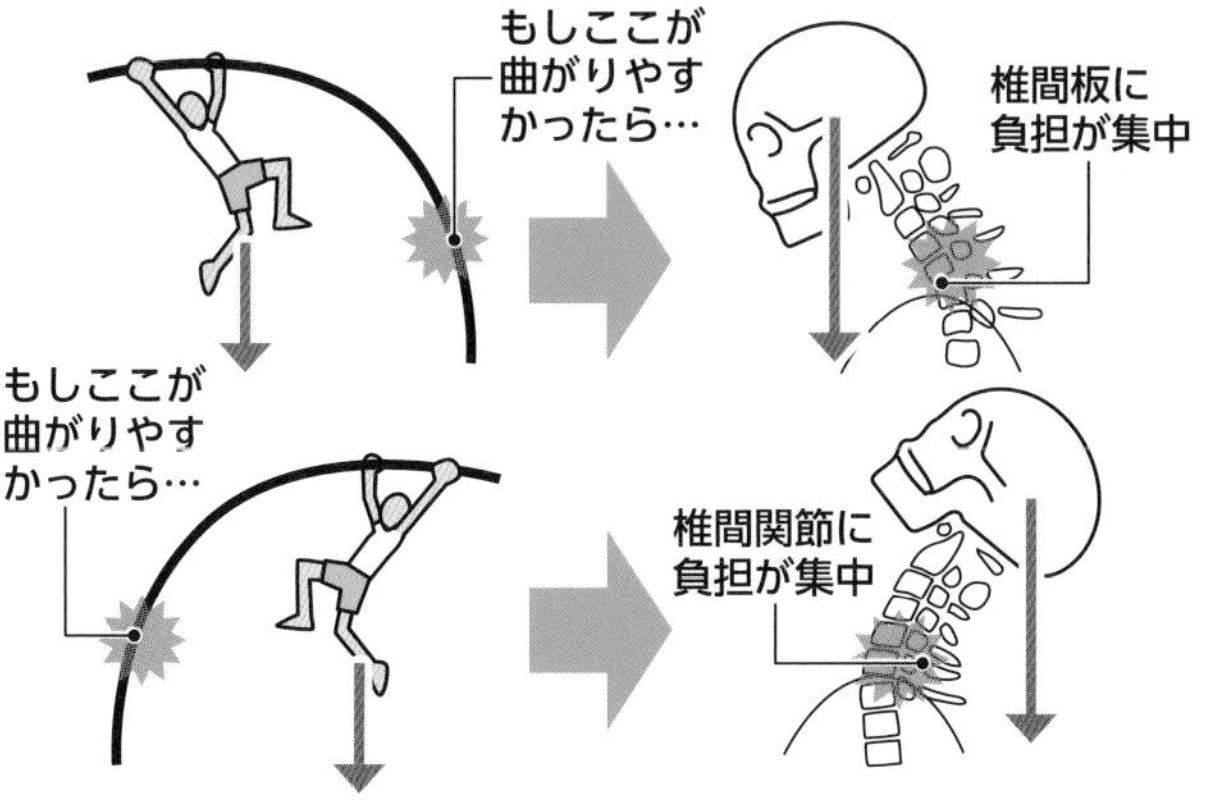
もしここが
曲がりやす
かったら…
椎間板に
負担が集中
もしここが
曲がりやす
かったら…
椎間関節に
負担が集中

頸椎に付着する深部筋よりも先に、頸椎に付着しない表層筋が働くと、頸椎が棒高跳びの棒のように一気に曲がり、動きやすい部分に偏って強い負担がかかり、椎間板や椎間関節が損傷を受ける。

椎間板は痛みを感じにくいが、度重なる負担ですり減るなどして変形すると椎間関節の負担が増し、痛み・しびれなどを強く感じるようになる。

の反応で**炎症**が発生、**痛み**や**こり**が現れます。首で起こった炎症が、神経を通じて、肩や腕など離れた部位に影響を及ぼすこともあります。これは首の屈曲だけでなく、後ろに反る（伸展）ときや左右にひねる（回旋《かいせん》）ときも同様です。

わずかな損傷なら、初めのうちは少し休めば回復します。ただ、「深部筋を働かせず、表層筋で首を動かす」という動作のクセを正さないまま毎日くり返すと、一度に受ける損傷はわずかでも、徐々に回復が追いつかなくなり、やがて首や肩の慢性的な症状を招きます。

仕事や家事など、日常生活で私たちはあまり首の筋肉の使い方を意識することはありません。しかし、**頸長筋を働かせないまま日々頸椎に負担をかけつづけている人が多いことは、慢性的な首こり・肩こりに悩む日本人が非常に多いという事実が証明し**ています。

微細な損傷と炎症を日々くり返せば椎間関節に発痛組織「肉芽」が生じ首・肩・腕の痛み・しびれが慢性化

頚長筋《けいちょうきん》を働かせない悪い姿勢や誤った首の動かし方をすると、負担がかかった頚椎《けいつい》の椎間関節《ついかんかんせつ》の骨や軟骨に微細な傷がつきます。すると、傷を治そうとする白血球の活動による刺激で血管や神経が新しく作られ、損傷部がはれて熱を持ち、痛みが生じます。これを「炎症」といい、皮膚の傷と同様に、傷ついたところを修復するための人体の正常な反応です。さらに反応が進めば、マクロファージ（白血球の一種）などが死んだ細胞を処理し、傷ついた組織を再生するためのコラーゲンが生成されて、新しくできた血管や神経は消失していき、しだいに痛みが消え、傷が治ります。

ケガをしたときは原因になった動作をさけ、患部を安静にすれば治りが早くなります。ただ、頚椎の場合はそうはいきません。首は毎日動かさざるを得ない部位だからです。就寝中に安静を保てたとしても、日中、頚長筋をうまく働かせられず、特定の椎間関節にばかり負担をかける生活をしていたら、どうなるでしょうか。傷が治りかけてはまた傷つくことがくり返されるでしょう。組織の損傷・炎症と修復がくり返されるとコラーゲンが過剰に作られ、椎間関節には粒状に肉が盛り上がった**「肉芽《にくげ》」**という組織ができることもあります。やがて肉芽には新しくできた血管や神経が通うようになり、痛みを発する**「有《ゆう》痛性《つうせい》肉芽」**となります。慢性的な首・肩・腕の痛み・しびれは、このようにして起こります。

頸椎椎間関節の損傷と慢性痛

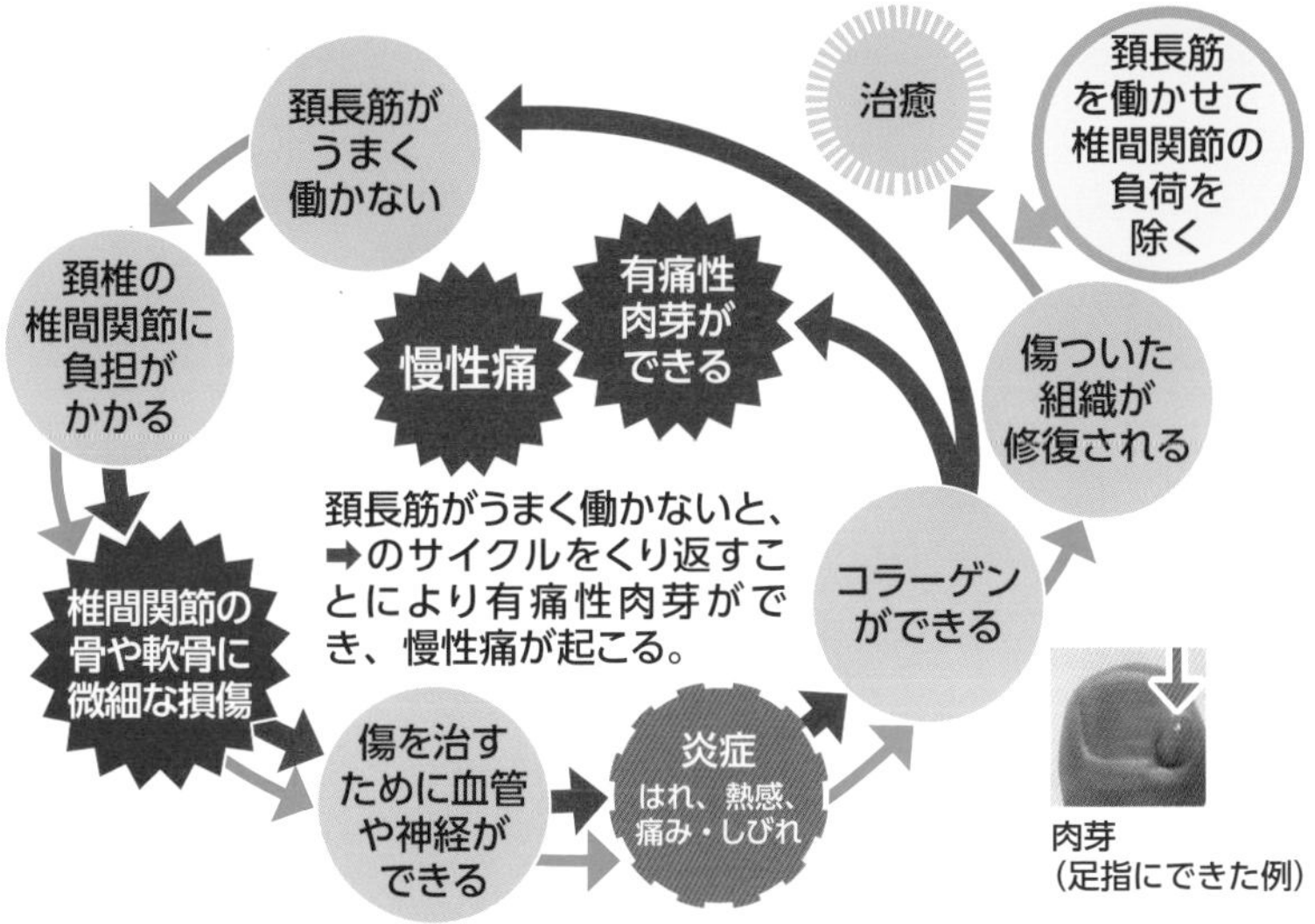
頸長筋がうまく働かない
頸椎の椎間関節に負担がかかる
椎間関節の骨や軟骨に微細な損傷
傷を治すために血管や神経ができる
炎症 はれ、熱感、痛み・しびれ
コラーゲンができる
傷ついた組織が修復される
治癒
頸長筋を働かせて椎間関節の負荷を除く
有痛性肉芽ができる
慢性痛
頸長筋がうまく働かないと、➡のサイクルをくり返すことにより有痛性肉芽ができ、慢性痛が起こる。
肉芽
（足指にできた例）

＊首・肩・腕の慢性的な痛み・しびれの原因の半数以上は、頸椎の椎間関節の微細な損傷から起こることがわかっています。**頸長筋をうまく働かせれば頸椎の椎骨一つ一つを滑らかに動かせるので、椎間関節の損傷の原因となる首の動作をさけながら、傷ついた組織が修復されて治るのを待つことができます。つまり、首を動かしながら患部の安静を保つことができるのです。**

＊Laxmaiah Manchikanti, Vijay Singh, Frank J E Falco, Kimberly M Cash, Bert Fellows: Cervical medial branch blocks for chronic cervical facet joint pain: a randomized, double-blind, controlled trial with one-year follow-up. Spine 2008 Aug 1;33(17):1813-20.

微細な損傷と炎症が長年続けば、首を守るために軟骨や骨まで変形し頸椎症に進展

頸長筋《けいちょうきん》をうまく使わずに首を前後左右に動かして、頸椎《けいつい》の椎間関節《ついかんかんせつ》の微細な損傷・炎症をくり返すと、椎間関節に有痛性肉芽《ゆうつうせいにくげ》ができ、痛みやしびれが慢性化します（59ページ参照）。

慢性痛を解消するには、もとを断たなければなりません。**椎間関節に損傷を与えるような誤った首の使い方を正し、頸椎の椎骨一つ一つを滑らかに動かせるようにする**ことです。そうすれば頸椎の椎間関節が新たに傷つくことはなくなり、微細な損傷や炎症は自然に治っていき、慢性痛も解消します。

しかし、慢性的な首こり・肩こりの根本原因が頸椎の椎間関節にあることがわかっていないと、貼《は》り薬やマッサージなどの対症療法（症状を軽減するための治療）に頼りがちです。つらい痛みやしびれが和らいでらくになるメリットはありますが、原因を除かないままでは改善は一時的で、症状はすぐにぶり返し、根本的な解決にはなりません。

また、椎間関節が傷むと、椎間板《ついかんばん》（椎骨と椎骨をつなぐ軟骨組織）にも影響が及びます。誰でも年齢を重ねれば椎間板の水分が徐々に失われ、クッション機能が低下していくことはさけられませんが、椎間関節の損傷は椎間板の衰えに拍車をかけます。

椎間関節が傷むと、頭の重みを椎体*（椎骨前部の円筒形の部分）で支えようとするため無理がかかり、椎間板がしだいにつぶれてきます。すると、椎間が狭まって骨どうしがぶつかるところに**「骨棘《こつきょく》」**という骨のトゲが生じます。このように頸椎が変形したものを**頸椎症**といいます。骨棘が神経を圧迫すると、神経の症状が出てきます（44ページ参照）。

頸椎症のうち、頸椎の脊髄《せきずい》から枝分かれする神経根《しんけいこん》が圧迫されるのが**頸椎症性神経根症**です。神経根は腕や手につながっているため、腕・手の痛み・しびれの症状となって現れます。

また、脊髄が圧迫されるものを**頸椎症性脊髄症**といい、ペンや箸《はし》がうまく使えなかったり、足がもつれたり、手足がしびれたりといった症状が出ます。頸椎症性脊髄症の場合、軽い転倒でも脊髄が損傷し、四肢《しし》のマヒに至る恐れもあるので、症状が出たら、直ちに専門医の受診が必要です。

＊第１・第２頸椎には椎体がなく、環状の第１頸椎に軸状の第２頸椎がはまる「環軸関節」という特殊な形をしている。頭蓋骨と第１頸椎の間、第１頸椎と第２頸椎の間には椎間板がない。

頸長筋を働かせずに首を動かすと第2に僧帽筋など背面の筋肉の負担が募り筋緊張や筋膜癒着の痛み・しびれが頻発

首・肩・腕の痛み・しびれを改善・予防するには、**首を動かすときや姿勢を保つときに、頸長筋《けいちょうきん》を働かせることが大切**です。そうすれば、頸椎《けいつい》の椎間関節《ついかんかんせつ》の微細な損傷から起こる慢性的な神経症状を改善することが可能ですが、もう一つ、頸長筋を働かせると、**筋・筋膜性＊の痛み・しびれの軽減にも役立ちます。**頸長筋を働かせずに首を動かすクセは、筋肉や筋膜からくる首こり・肩こりも招くからです。

スマホを操作するときに取りがちな前かがみ姿勢では、首に大きな負担がかかります。首を15度前傾させるだけで、首には頭の重さの2倍の負担がかかってしまうのです（32ページ参照）。このとき首の後ろから背中にかけての筋肉は、姿勢を保つために伸びながら緊張する「遠心性収縮」という状態になります。頭蓋骨《ずがいこつ》下部から背中・腰にかけての背面全体をカバーする**脊柱起立筋《せきちゅうきりつきん》（棘筋《きょくきん》・最長筋《さいちょうきん》・腸肋筋《ろくきん》の総称）**や、頭蓋骨下部から鎖骨・肩甲骨・背中に広がる**僧帽筋《そうぼうきん》**などが強く

＊「筋・筋膜性」の「筋」は筋肉、「筋膜」は筋肉を包む膜組織（43ページ参照）。

首を支える背面の主な表層筋

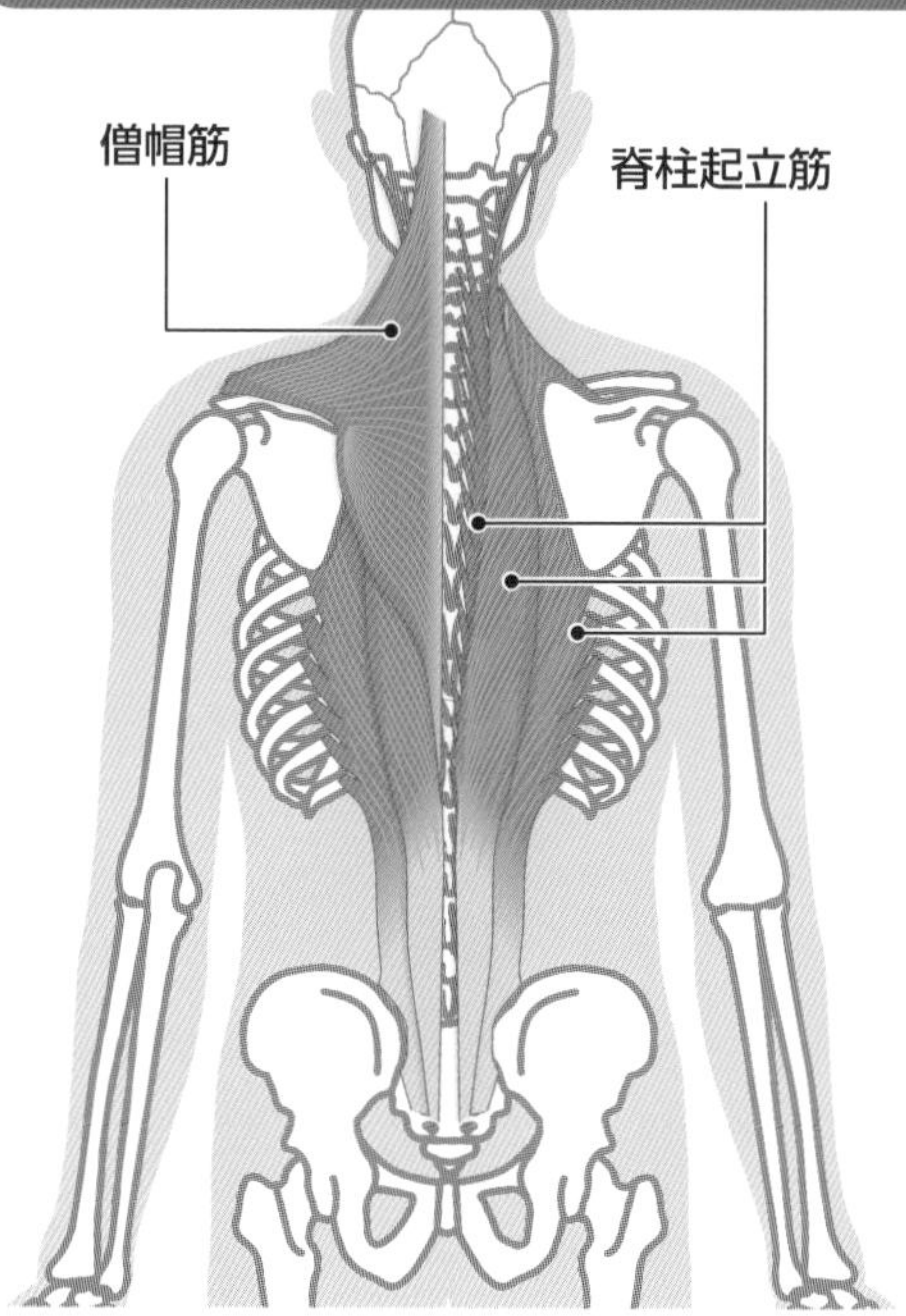

引き伸ばされ、特に首に近い上部は、強い緊張にさらされます。

脊柱起立筋や僧帽筋は大きくて長く、強い筋肉ですが、前かがみの姿勢を長時間くり返し続ければ、こり固まって硬くなります。硬くなった筋線維が引き伸ばされて微細な傷がつくと、やはり炎症が起こり、痛みを発するようになります。また、長時間同じ姿勢を続けると、筋膜どうしの癒着《ゆちゃく》（くっつくこと）が起こり、筋肉の滑りが悪くなって、痛みのもととなります。

ここでもし頚長筋が働いていれば、背面の筋肉だけに頼らず、頭の重みを支えることができます。前かがみの姿勢を取っても、背面の筋肉の緊張を軽減することができるのです。もちろん、同じ姿勢を長時間続ければ、背面の筋肉の緊張はさけられませんが、**頚長筋がしっかりと頚椎を支えるのと支えないのとでは、大きな違い**があります。

朝に感じる寝違えの正体も長年謎だったが、椎間関節の滑膜ヒダがめくれて生じる炎症が原因とほぼ特定

朝起きたとき、首に痛みを感じる「寝違え」を経験する人が少なくありません。首を動かすと痛み、ときには首を動かせなくなることもあります。

その原因は筋肉の過緊張（こり）などといわれていたものの、はっきりしていませんでした。しかし最近は、寝違えの症状も、頸椎《けいつい》の椎間関節《ついかんかんせつ》の障害で起こることがわかってきました。**椎間関節にある「滑膜《かつまく》ヒダ」という軟部組織が、就寝中にめくれて関節に挟まり、炎症を起こすことが原因**であることがほぼ特定されたのです。滑膜ヒダのめくれは**数時間から数日でもとに戻り、寝違えの症状も自然に治っていく**のが普通です。ただし、痛みが強まったり、1週間以上痛みが引かなかったりする場合は、ほかの病気の可能性もあるので、整形外科を受診しましょう。

寝違えの原因と見られる頸椎椎間関節の滑膜ヒダ

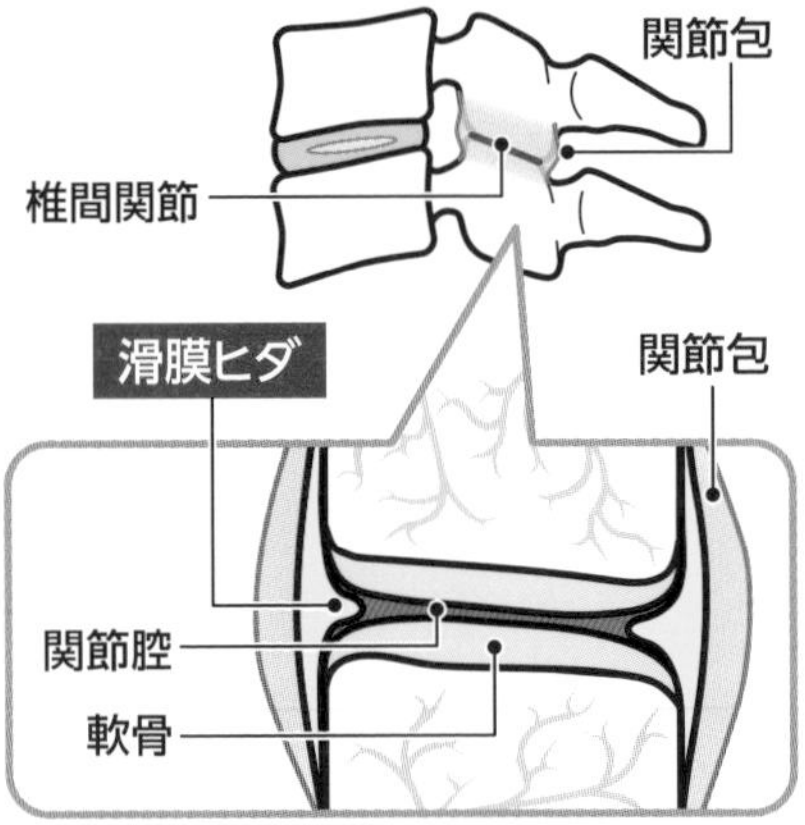

追突事故によるむち打ちで頭痛・吐きけ・めまいが生じるのも椎間関節が傷み自律神経が刺激されるためと推定

自動車の追突事故やスポーツの激しいぶつかり合いなどで起こる、いわゆる**「むち打ち症」**は、頚椎《けいつい》の捻挫《ねんざ》の後、長期にわたって**首・肩・腕・手の痛み・しびれ、首こり・肩こり、頭痛、吐きけ、めまい**が続くもので、医学的には**「外傷《がいしょう》性頚部《せいけいぶ》症候群《しょうこうぐん》」**といいます。強い衝撃で筋肉が瞬間的に緊張し、筋線維の断裂や靱帯《じんたい》（骨と筋肉をつなぐ丈夫な線維組織）の損傷が生じて痛むのが頚椎捻挫です。

しかし、捻挫が治った後も続く頭痛・吐きけ・めまいなどの症状は、**椎間関節《ついかんかんせつ》の損傷**によって、**自律神経**（意志とは無関係に血管や内臓の働きを支配する神経）が刺激されて起こると推定されるようになっています。頚椎の骨折や亜脱臼《あだっきゅう》（関節がはずれかけること）がない場合、リハビリをすれば症状はだんだん治まってきます。かつては頚椎カラーで首を固定していましたが、現在は、動かさないとかえって症状を長引かせる原因になるとわかり、痛みや炎症が激しい急性期や、頚椎症性脊髄《せきずい》症などの重症例以外、頚椎カラーは使用されなくなっています。

顔を左右に向けるときに首から聞こえる「シャリシャリ」という音も椎間関節の軟骨が衰えたサイン

首をひねって顔を左右に向けたり、顔を上に向けて首を反らしたりしたとき、首の内部から「シャリシャリ」という音が聞こえたことはないでしょうか。

背骨の椎間関節《ついかんかんせつ》では、骨の関節面が軟骨で覆われ、関節全体が関節包《かんせつほう》という袋状の組織で包まれており、内部は天然の潤滑油のような滑液《かつえき》（滑りをよくする液状の物質）で満たされています（64ページの図参照）。この構造のおかげで、骨どうしがぶつかることなく滑らかに関節を動かすことができます。しかし、**頸長筋《けいちょうきん》がうまく働かないまま首を動かしていると、頸椎《けいつい》の椎間関節にガタつきが生じて軟骨が傷みます。首を動かすたびに関節面の骨がこすれるようになって、その振動が骨を通じて耳に伝わり、シャリシャリ音として聞こえる**のです。

音は、椎間関節になんらかの負担がかかっているサインなので、放置すれば首・肩・腕の痛み・しびれを招く恐れがあります。「1分ほぐし」で頸長筋をうまく使えるようにして、椎間関節を滑らかに動かせるようにしましょう。

頸長筋を働かせる

第5章

頸長筋を働かせる首の正しい動かし方

さえ身につければ椎間関節の損傷が防げて痛み・しびれと決別でき最高の治し方は「1分ほぐし」

首を前後左右に動かす全動作で頸長筋が働けば椎間関節や筋肉の負担が減り新たな痛み・しびれの発生が防げる

頸椎《けいつい》（背骨の首の部分）は、背骨の中でもあらゆる方向に可動域が大きく、多彩な動きが可能ですが、それだけに、毎日の生活で椎間関節に負担がかかりやすい部位といえます。首の誤った使い方による椎間関節の微細な損傷が、治りかけてはまた損傷することをくり返せば、痛み・しびれの慢性化を招きます。

しかし、**頸椎に直接付着する深部筋である頸長筋《けいちょうきん》（50ジ参照）をしっかりと働かせれば、首を前後左右、どのように動かしても、頸長筋が椎骨一つ一つを支えることによって頸椎が安定します。頸椎の動きも滑らかになるので、椎間関節がぎくしゃくして1ヵ所に負担が集中することがなくなります。**

そうすれば、椎間関節の損傷からくる新たな痛み・しびれが発生することはなくなり、その間に、今ある椎間関節の微細な損傷が治ってきます。また、頸長筋の支えによって僧帽筋など背面の筋肉の負担も減らすことができるため、筋肉の過緊張から起こる痛み・しびれの発生も予防することができます。

頚長筋を働かせて椎間関節や筋肉の負担を除く1分ほぐしを始めれば数時間〜数日で痛み・しびれの改善を実感

首・肩・腕の慢性的な痛み・しびれの根本原因は、**頚長筋《けいちょうきん》をうまく働かせられないことによる、「椎間関節《ついかんかんせつ》の微細な損傷が治りかけてはまた損傷することのくり返し」と「背面の筋肉の過剰な負担」**です。慢性痛を改善するには、このくり返しを断ち切り、筋肉の負担を除くことが必要です。

慢性的な首・肩・腕の痛み・しびれでつらい思いをしているなら、なるべく早く、第7章から紹介する**「1分ほぐし」**を始めましょう。頚長筋が椎骨一つ一つに寄り添って働けば、頚椎を滑らかに動かせるようになり、椎間関節の新たな損傷のくり返しを断ち切ることができます。頚長筋によって頚椎がしっかりと安定し、背面の筋肉がこることもなくなっていきます。症状の重さによって個人差はありますが、**椎間関節や筋肉の負担を除く1分ほぐしを2〜3週間続けると、慢性痛が軽快した人がおおぜいいます。中には、数時間から数日試しただけで長年の痛みが改善する症例も、日々よく経験します。**

痛み・しびれの改善を実感しながら1分ほぐしを続ければ発痛肉芽が生じていても数週間で痛み・しびれが軽減

頸椎《けいつい》に直接付着する頸長筋《けいちょうきん》は、体の表面からはその動きや硬さを感じることが難しい深部筋です（50ページ参照）。

そこで、「1分ほぐし」を行って、「こう動かすと気持ちがいい」「こうするとすっきりする」といった小さな改善の実感を得て、それを少しずつ積み重ねていきましょう。症状が改善しているということは、頸長筋が正しく働いて、頸椎がぎくしゃくすることなく滑らかに動いていると考えられるからです。

椎間関節《ついかんかんせつ》の損傷・炎症と修復をくり返して有痛性肉芽《ゆうつうせいにくげ》（59ページ参照）が生じている場合は、1分ほぐしを始めて最初のうちは痛みを感じることもあるかもしれません。しかし、自分の体と相談しながら、無理のない範囲で少しずつ1分ほぐしを続けるうちに、症状が明らかに軽くなったと感じられるときがきます。

効果が実感できる時期は病状により人それぞれですが、**1分ほぐしを数週間程度続ければ、痛み・しびれの大幅な軽減を実感できる人がたくさんいます。**

セルフ診断

第6章

1分ほぐしを始める前に今ある痛み・しびれの重症度と首・肩の状態をセルフ診断！改善・悪化の変化もわかる頸椎・肩関節・肩甲骨の「可動域・柔軟性チェック」

まずは首からチェック！ 頸椎の運動の方向や範囲に異常はないか調べる首の可動域チェック

7個の骨からなる頸椎《けいつい》（背骨の首の部分）は、各椎間によって、運動の方向や範囲（可動域）が異なります。ゆっくりと首を前後・左右に曲げたり、左右にひねったりして、どの動きで痛みやしびれが生じるか、頸椎の可動域はどのくらいか、左右差や異常はないかチェックしてみましょう。

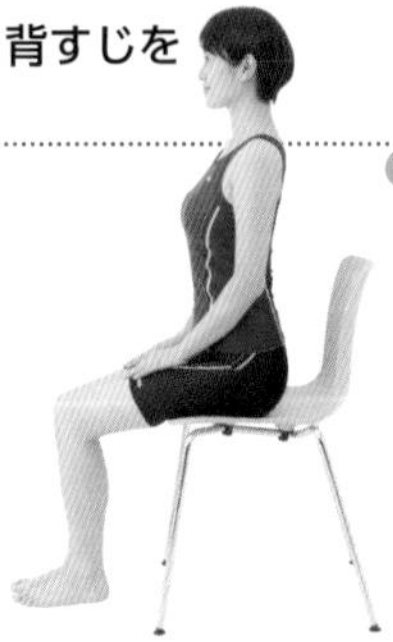

イスに腰かけ、背すじを伸ばして行う

可動域チェック 1 前曲げ 後ろ反り（屈曲・伸展）

可動域は年齢や性別により個人差が大きい。以下の角度の数値は標準的な目安。

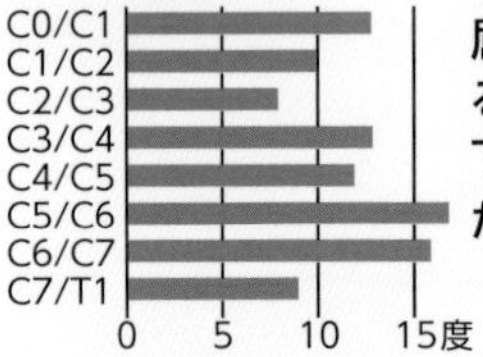

屈曲・伸展するときは頸椎下部の椎間がよく動く。

目安 前に45度

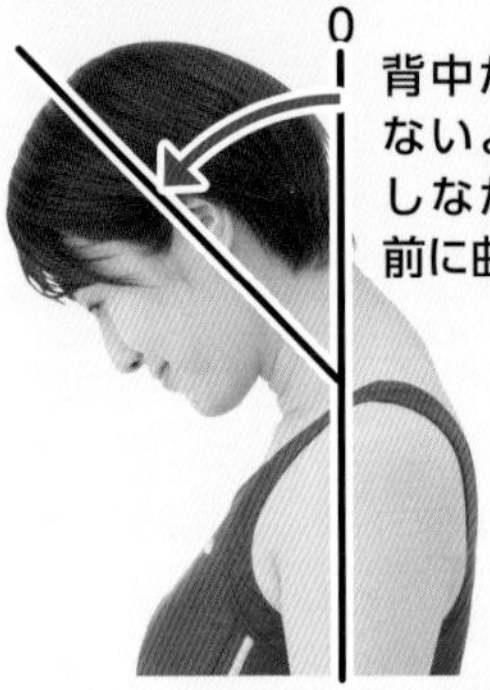

背中が丸まらないよう注意しながら首を前に曲げる

目安 後ろに45度

天井がどこまで見えるかを覚えておくといい

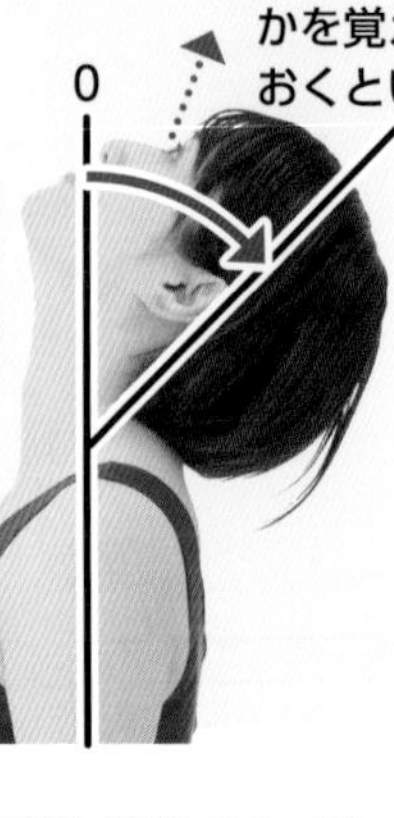

胴体が反らないよう注意しながら首を後ろに反らせる

＊C0＝後頭骨（頭蓋骨の底部の骨）、C1 ～ C7＝第１頸椎～第７頸椎、T1＝第１胸椎

可動域チェック 2
左曲げ 右曲げ（側屈）

側屈するときは、どの椎間もほとんど同じように動くが、頸椎中位の椎間が比較的よく動く。

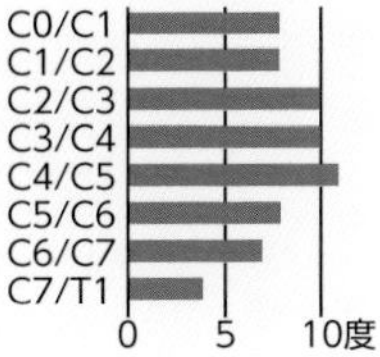

目安 左に45度　目安 右に45度

肩の水平を保ちながら、首を左右に曲げる

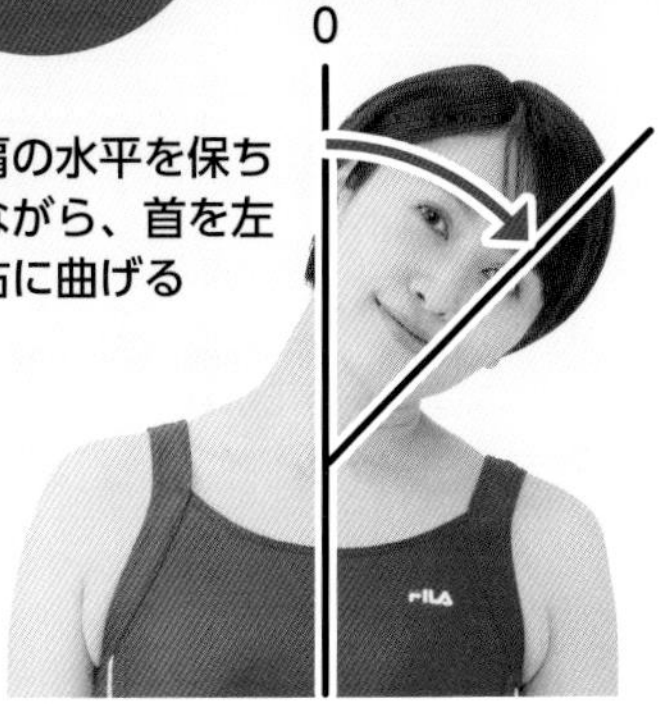

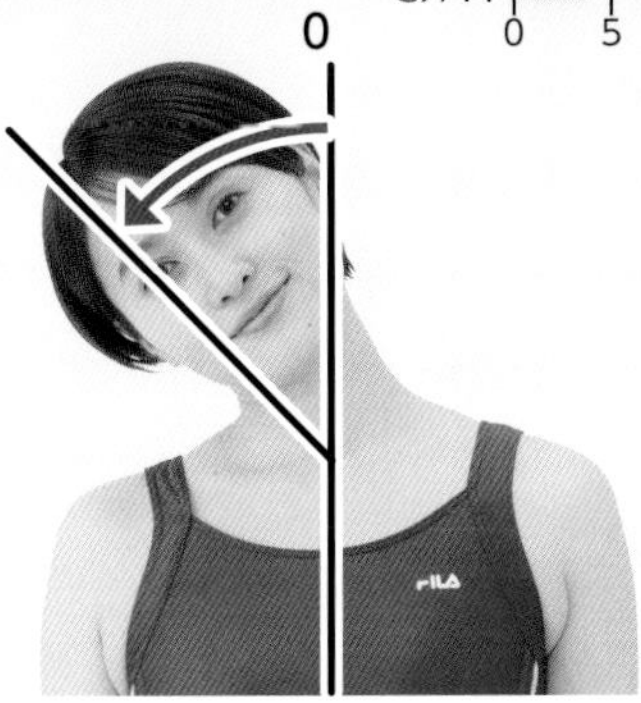

可動域チェック 3
左ひねり 右ひねり（回旋）

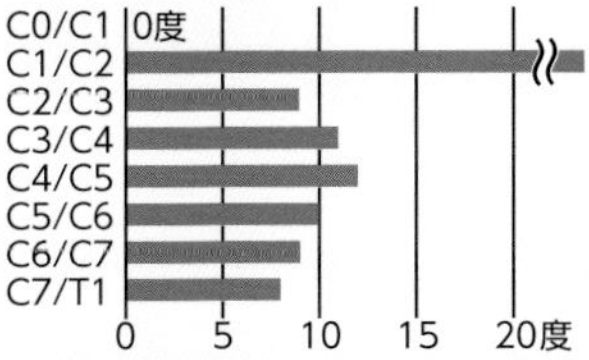

首をひねるときに最もよく動くのは、「環軸関節」という回旋に特化した形になっている第1・第2頸椎の椎間。

（背中から見た環軸関節）

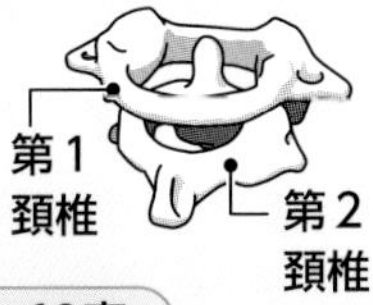

目安 左に60度　目安 右に60度

首を傾けないように左右にひねる

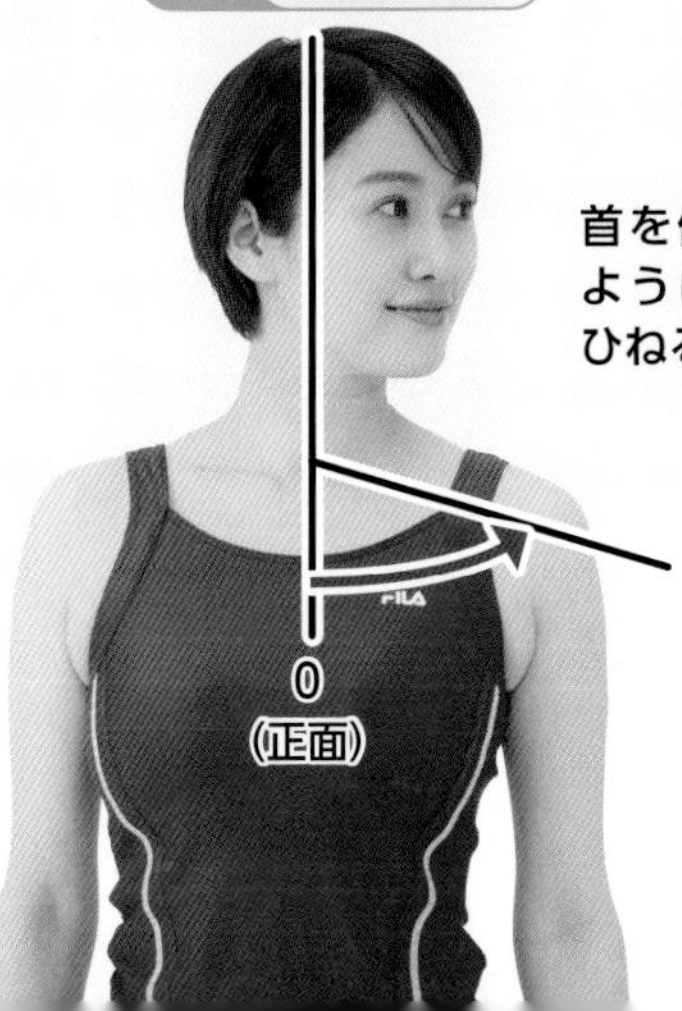

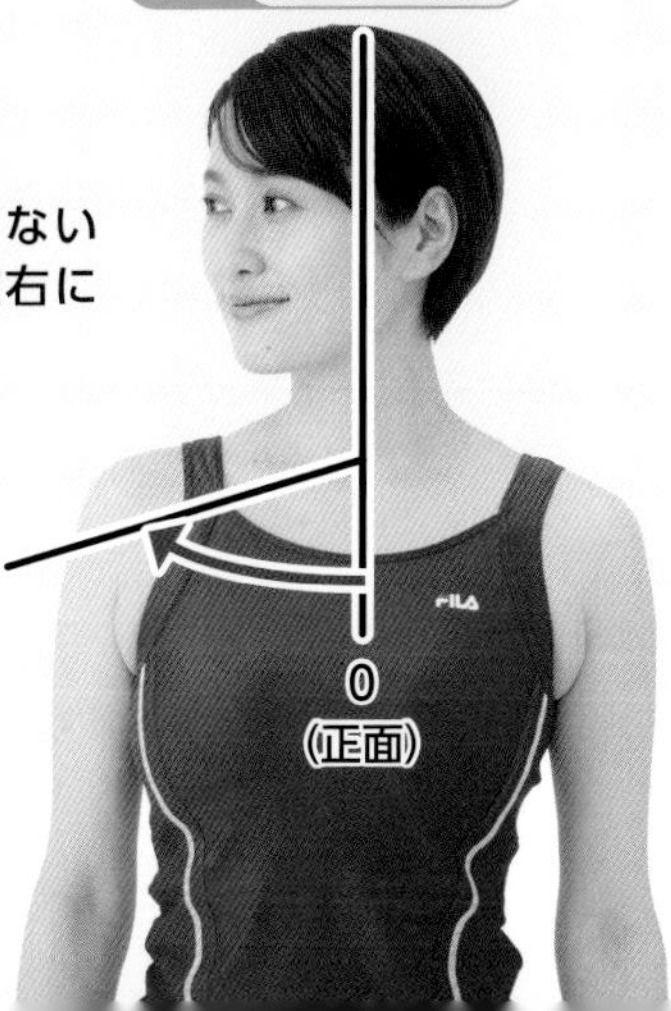

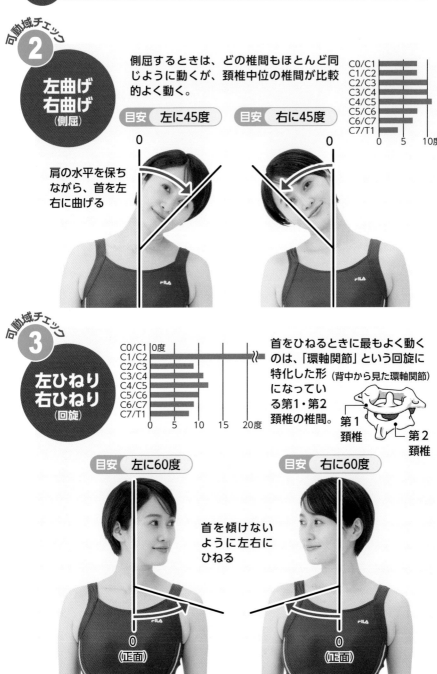

多方向に動く肩関節・肩甲骨の動きや柔軟性に異常はないか調べる肩の可動域チェック

肩関節・肩甲骨《けんこうこつ》は多方向に動くため、可動域のチェック方法も多様です。どの場合も、前かがみになったり、後ろに反ったり、左右に曲がったりしないよう、首と胴体はまっすぐに保つことが大切です。

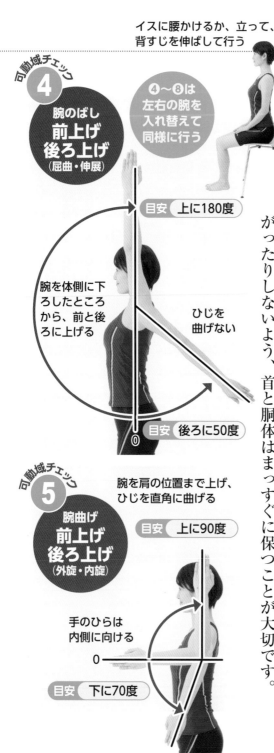

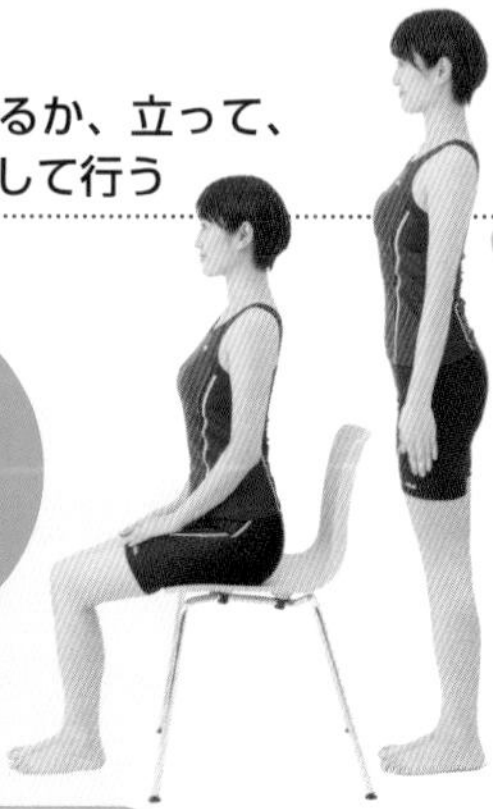

イスに腰かけるか、立って、背すじを伸ばして行う

❹〜❽は左右の腕を入れ替えて同様に行う

可動域チェック 4

腕のばし
前上げ
後ろ上げ
（屈曲・伸展）

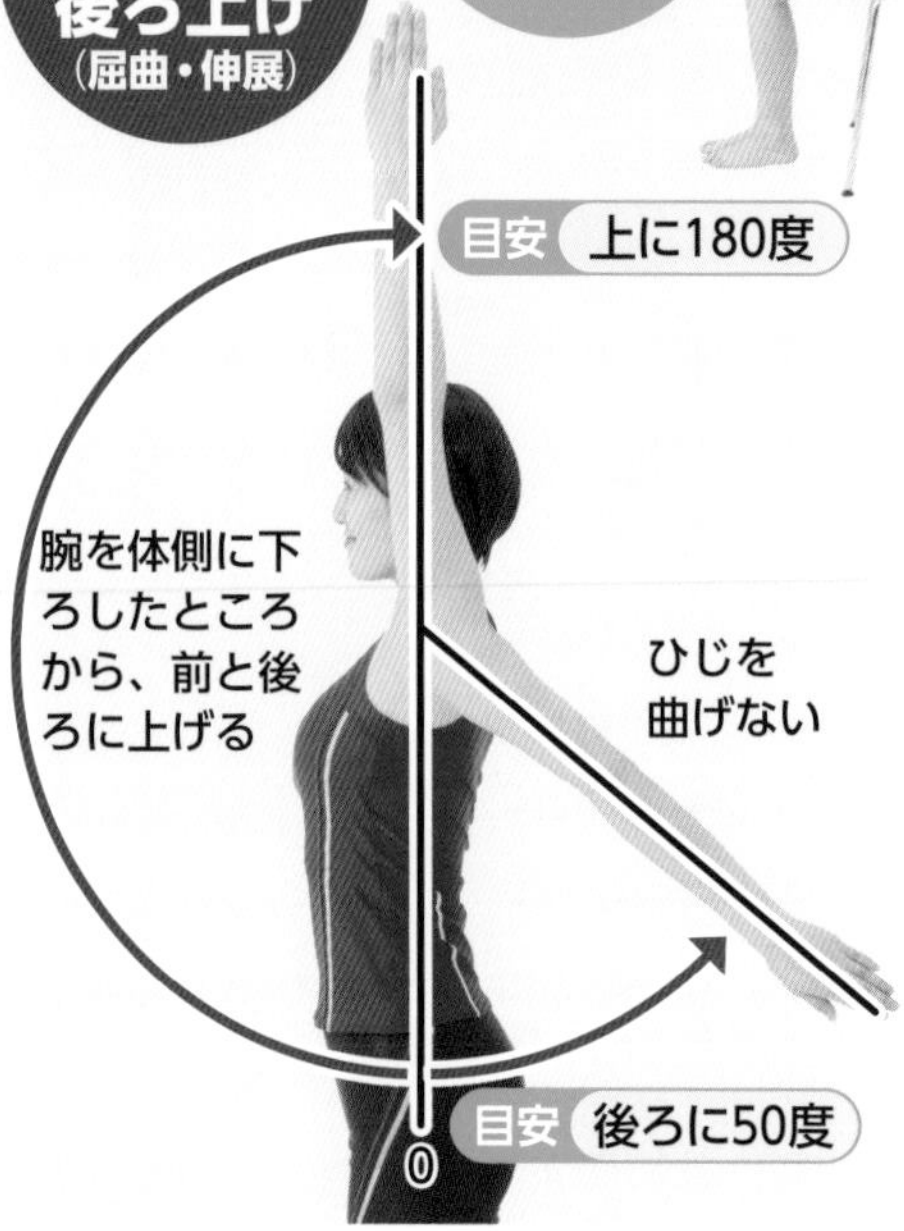
目安 上に180度
腕を体側に下ろしたところから、前と後ろに上げる
ひじを曲げない
目安 後ろに50度
0

可動域チェック 5

腕曲げ
前上げ
後ろ上げ
（外旋・内旋）

腕を肩の位置まで上げ、ひじを直角に曲げる

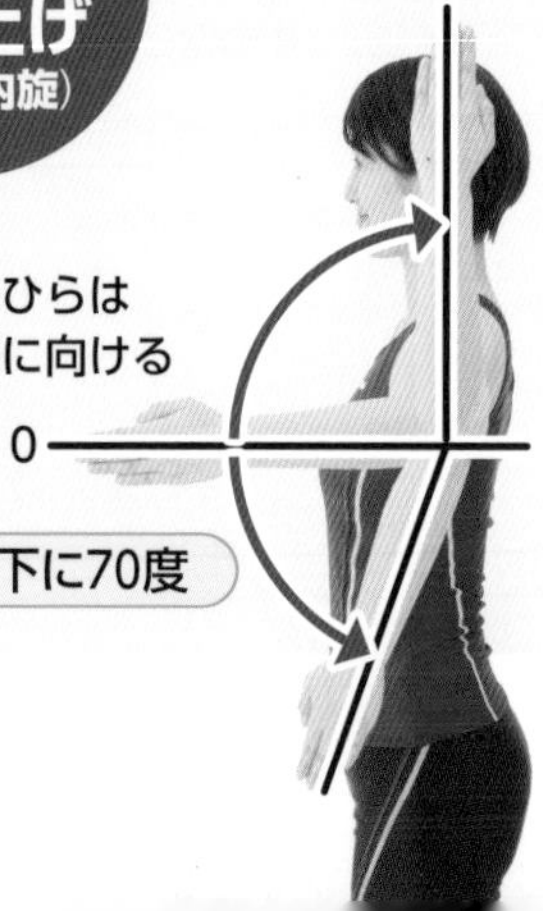
目安 上に90度
手のひらは内側に向ける
0
目安 下に70度

可動域チェック 6
腕のばし
横上げ
腕曲げ
後ろ上げ
（外転・結帯*）

ひじを
曲げない
腕を上げる
途中で手の
ひらを内側
に向ける
胴体が曲が
らないよう
に注意
0

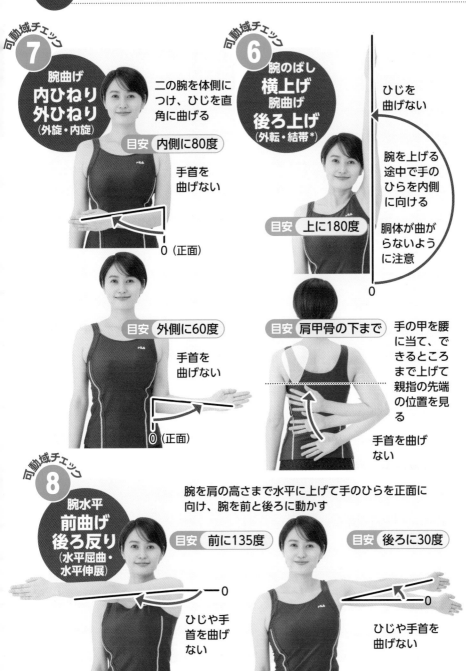

目安 上に180度

手首を曲げ
ない

目安 肩甲骨の下まで

手の甲を腰に当て、できるところまで上げて親指の先端の位置を見る

可動域チェック 7
腕曲げ
内ひねり
外ひねり
（外旋・内旋）

二の腕を体側につけ、ひじを直角に曲げる

手首を
曲げない
0（正面）

目安 内側に80度

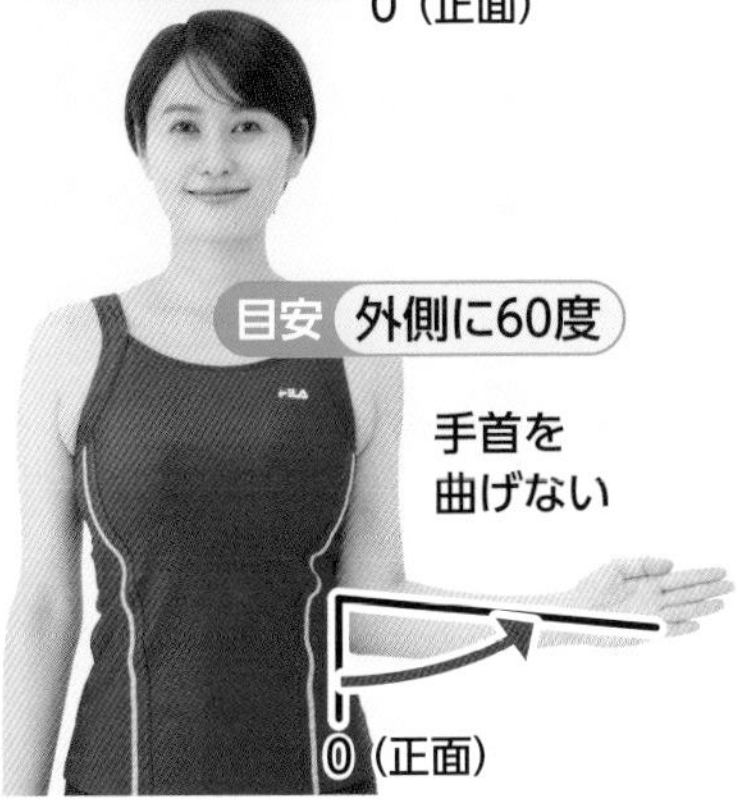

目安 外側に60度

可動域チェック 8
腕水平
前曲げ
後ろ反り
（水平屈曲・水平伸展）

腕を肩の高さまで水平に上げて手のひらを正面に向け、腕を前と後ろに動かす

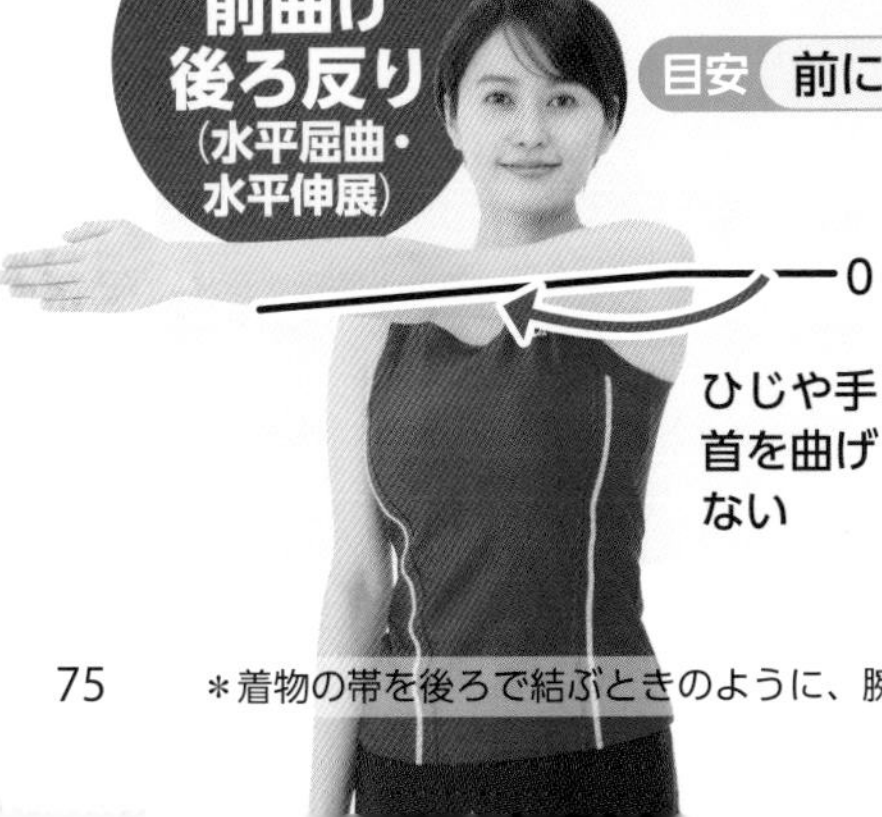
0
ひじや手
首を曲げ
ない

目安 前に135度

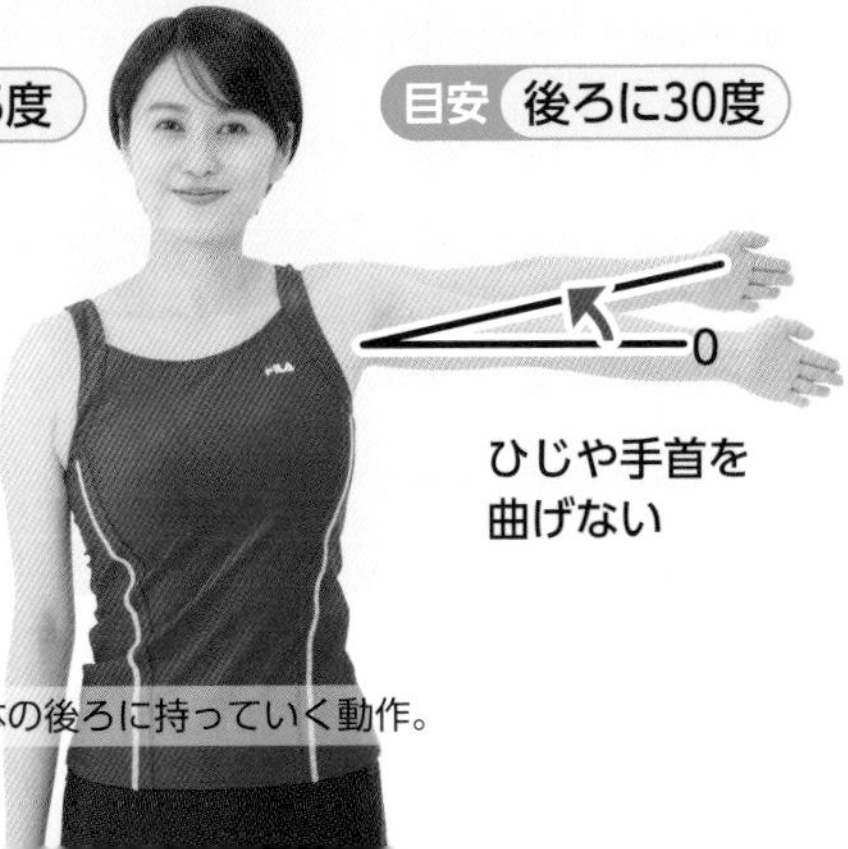

目安 後ろに30度

＊着物の帯を後ろで結ぶときのように、腕を体の後ろに持っていく動作。

あなたの首・肩・腕の痛み・しびれの原因が頸椎の椎間関節にあるかを見極める左右見上げチェック

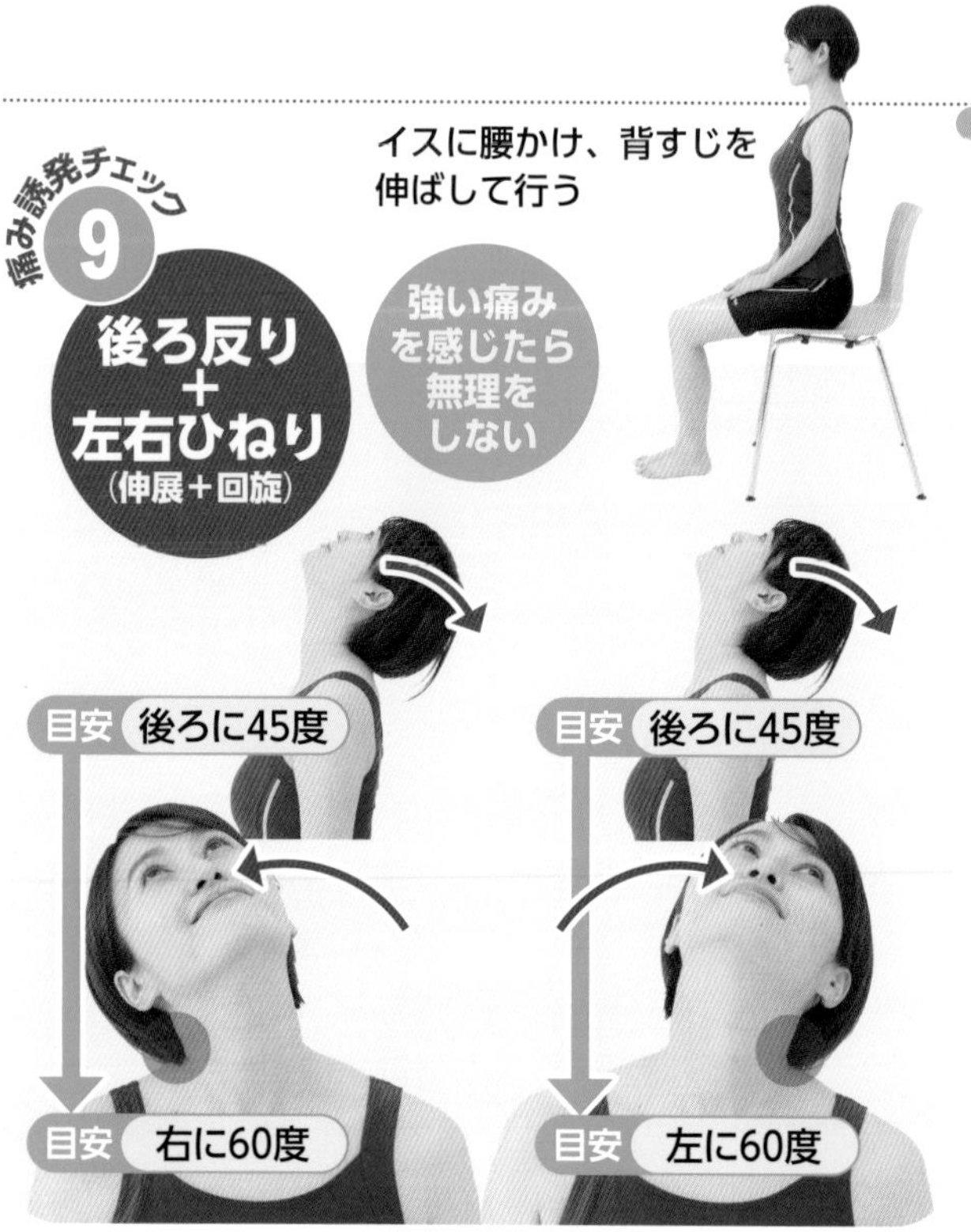

首・肩・腕の痛み・しびれの原因は、多くの場合、頸椎《けいつい》の椎間関節《ついかんかんせつ》にありますが、それを確かめるチェック法があります。まず、首を後ろに反らし、次に、顔を左右に向けて斜め上を見上げるように首を回します。

こうすると傾けた側の椎間関節が狭まるため、その部位で微細な損傷が生じていると、痛みを感じたり、動作に引っかかりを感じたりすることがあり、その場合は、椎間関節の損傷が痛みやしびれの原因である可能性が強まります。

あなたの首・肩・腕の痛み・しびれの重症度を数値で確認！ 病院でも行う10段階チェック

次の第7章からの「1分ほぐし」を始める前に、75ページまでの8つの首・肩・腕の可動域チェックと76ページの痛み誘発チェックを行い、同時に、今ある痛み・しびれの重症度（どれくらい痛いか）も数値化して、あらかじめ確認しておきましょう。

重症度は、病院での診察にも用いられている*痛みを数値化する評価法を用います。痛みの程度を「全く痛みがない＝0」から「考えられる中で最悪の痛み＝10」として、今の痛みはどれくらいかを、1～10までの10段階で表します。

1分ほぐしを行う前と直後、1週間後、3週間後などに、可動域と重症度を数値でメモしておけば、簡単に1分ほぐしの効果を確認することができます。次ページの「可動域・重症度メモ」をコピーして用いると便利です。

痛みの10段階評価

0	1	2	3	4	5	6	7	8	9	10
痛みなし	軽い痛み			中等度の痛み			強い痛み			最悪の痛み

＊患者本人にしかわからない痛みの強さを数値化して客観的に評価するために用いられる方法で、NRS（Numerical Rating Scale）という。

首・肩・腕の可動域・重症度メモ

●角度は、各動作を写真に撮り、分度器で測るとわかりやすい

●重症度：全く痛みがない=0～最悪の痛み=10

				体操開始前		体操開始後			
				月　日		月　日		月　日	
首のチェック	❶	前曲げ	角度						
			重症度						
		後ろ反り	角度						
			重症度						
	❷	左曲げ	角度						
			重症度						
		右曲げ	角度						
			重症度						
	❸	左ひねり	角度						
			重症度						
		右ひねり	角度						
			重症度						
肩のチェック	❹	(腕のばし)前上げ	角度	左	右	左	右	左	右
			重症度	左	右	左	右	左	右
		(腕のばし)後ろ上げ	角度	左	右	左	右	左	右
			重症度	左	右	左	右	左	右
	❺	(腕曲げ)前上げ	角度	左	右	左	右	左	右
			重症度	左	右	左	右	左	右
		(腕曲げ)後ろ上げ	角度	左	右	左	右	左	右
			重症度	左	右	左	右	左	右
	❻	(腕のばし)横上げ	角度	左	右	左	右	左	右
			重症度	左	右	左	右	左	右
		(腕曲げ)後ろ上げ	位置*	左	右	左	右	左	右
			重症度	左	右	左	右	左	右
	❼	(腕曲げ)内ひねり	角度	左	右	左	右	左	右
			重症度	左	右	左	右	左	右
		(腕曲げ)外ひねり	角度	左	右	左	右	左	右
			重症度	左	右	左	右	左	右
	❽	(腕水平)前曲げ	角度	左	右	左	右	左	右
			重症度	左	右	左	右	左	右
		(腕水平)後ろ反り	角度	左	右	左	右	左	右
			重症度	左	右	左	右	左	右
痛み誘発チェック	❾	後ろ反り+左ひねり	重症度						
		後ろ反り+右ひねり	重症度						

＊親指の位置が肩甲骨の下端＝肩、腰のあたり＝腰、その中間＝中、といったように、位置をメモする。

水平
あご引き

第7章

首・肩・腕の痛み・しびれの根本原因「頚長筋の衰え」を正すには、すべての日本人が取り入れるべき1分ほぐし「水平あご引き」が最も簡単で効果大

頚椎の前側を縦に走る深部筋「頚長筋」は「水平あご引き」で働くが、ねこ背姿勢・カメ首姿勢のクセでみな退化

首・肩・腕の痛み・しびれを改善するために欠かせないのが、椎骨《ついこつ》一つ一つをつなぐように頚椎《けいつい》（背骨の首の部分）の前側に縦に付着して、頚椎に安定をもたらす深部筋「頚長筋《けいちょうきん》」を働かせることです。

ところが、スマートフォン（スマホ）を見るときなどの**ねこ背姿勢**、ノートパソコンをのぞき込むときの**カメ首姿勢**など、誤った首の動かし方のクセが常態化すると、**頚長筋があまり使われないため、退化したように働かなくなってしまいます。**頚長筋を働かせるには、首の動かし方から変えていく必要があります。

首には、大きく分けて「前後に曲げる（屈曲・伸展）」「左右に曲げる（側屈）」「左右に回す（回旋《かいせん》）」という3種類の動かし方（28ページ参照）がありますが、これに加えてもう一つ、頭部を水平にスライドさせるように前に突き出す「突出」、あごを引いて後ろに引っ込める**「後退」という動かし方**があります。ただ、後退は、ほかの動かし方に比べると、日常生活ではそれほど頻繁には行われない動き

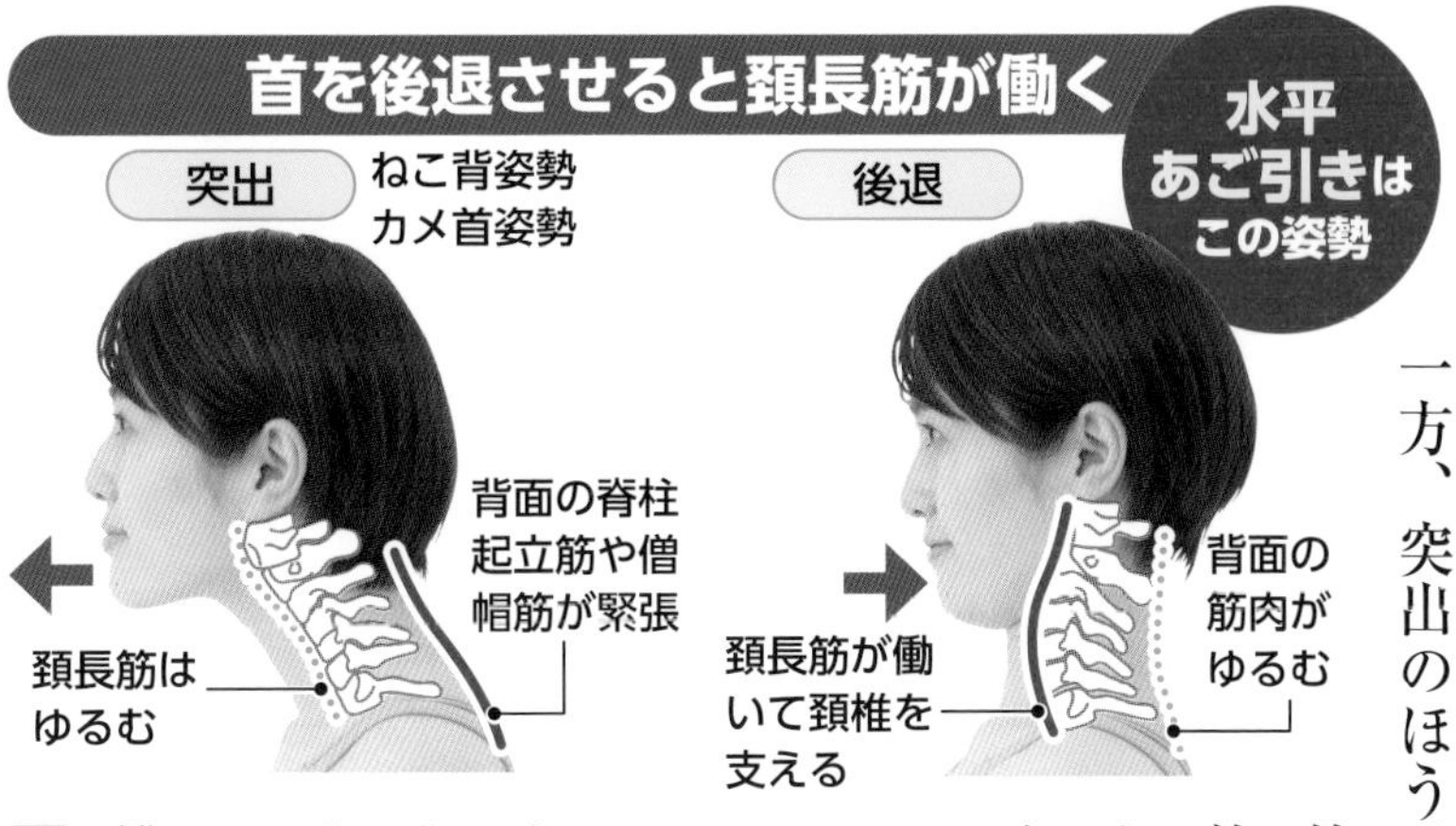
首を後退させると頸長筋が働く
水平あご引きはこの姿勢
突出
ねこ背姿勢
カメ首姿勢
背面の脊柱起立筋や僧帽筋が緊張
頸長筋はゆるむ
後退
背面の筋肉がゆるむ
頸長筋が働いて頸椎を支える

といっていいでしょう。

一方、突出のほうは、現代の生活で多用されるようになっています。カメ首姿勢は、まさに首を前に突き出した突出の姿勢です。ねこ背姿勢がクセになっている人は、正面を見るときは突出の姿勢になりがちです。ふだんの生活でこのような姿勢を取っている人は、首の突出を長時間続けたり、何度もくり返したりしていることになります。これに対し、あごを引いて首を後退する動かし方のほうは、それほど行われません。

首を前に曲げたり突き出したりすると頸長筋がゆるみ、頭の重みを支えるために、背面の脊柱起立筋《せきちゅうきりつきん》や僧帽筋《そうぼうきん》が緊張します。逆に、あごを引いて首を後ろに引くと頸長筋がおのずと働き、頭の真下で重みを受ける頸椎を安定させることができます。

つまり、深部にあるために意識しにくい頸長筋を無理なく働かせるには、**あごを引いて首を後退させる動かし方、「水平あご引き」**が最適といえます。

首を前後左右に動かす全動作であごを水平に引くよう意識すれば椎間関節の負担が減り痛み・しびれ知らずに一変

スポーツには、相撲の立ち会いや、野球やゴルフでスイングをする前など、次の動きに即応するための「構えの姿勢」があります。それと同じように、首も、「いったん構えの姿勢を取ってから動かす」ことを意識してみましょう。

首の「構えの姿勢」は「水平あご引き」が最適です。あごを引いて自然に頸長《けいちょう》筋《きん》が働いている状態からスタートすれば、首を前後左右に動かす全動作で、頸椎《けいつい》を負担なく動かせるようになるからです。

毎日続けて習慣づければ、椎間関節《ついかんかんせつ》の負担が減り、首・肩・腕の痛み・しびれがしだいに治まる一方、椎間関節に新たな損傷が起こらなくなり、やがて痛み・しびれ知らずに一変するでしょう。

なお、「水平あご引き」の最重要ポイントは**「頭部を水平に後退させる」**ことです。あごを引くことばかりに気を取られて頭部が前に傾くと、頸長筋が働かず、かえって頸椎の椎間板に負担をかけることにもなるので注意が必要です。

「水平あご引き」をしてから首を動かすのが重要

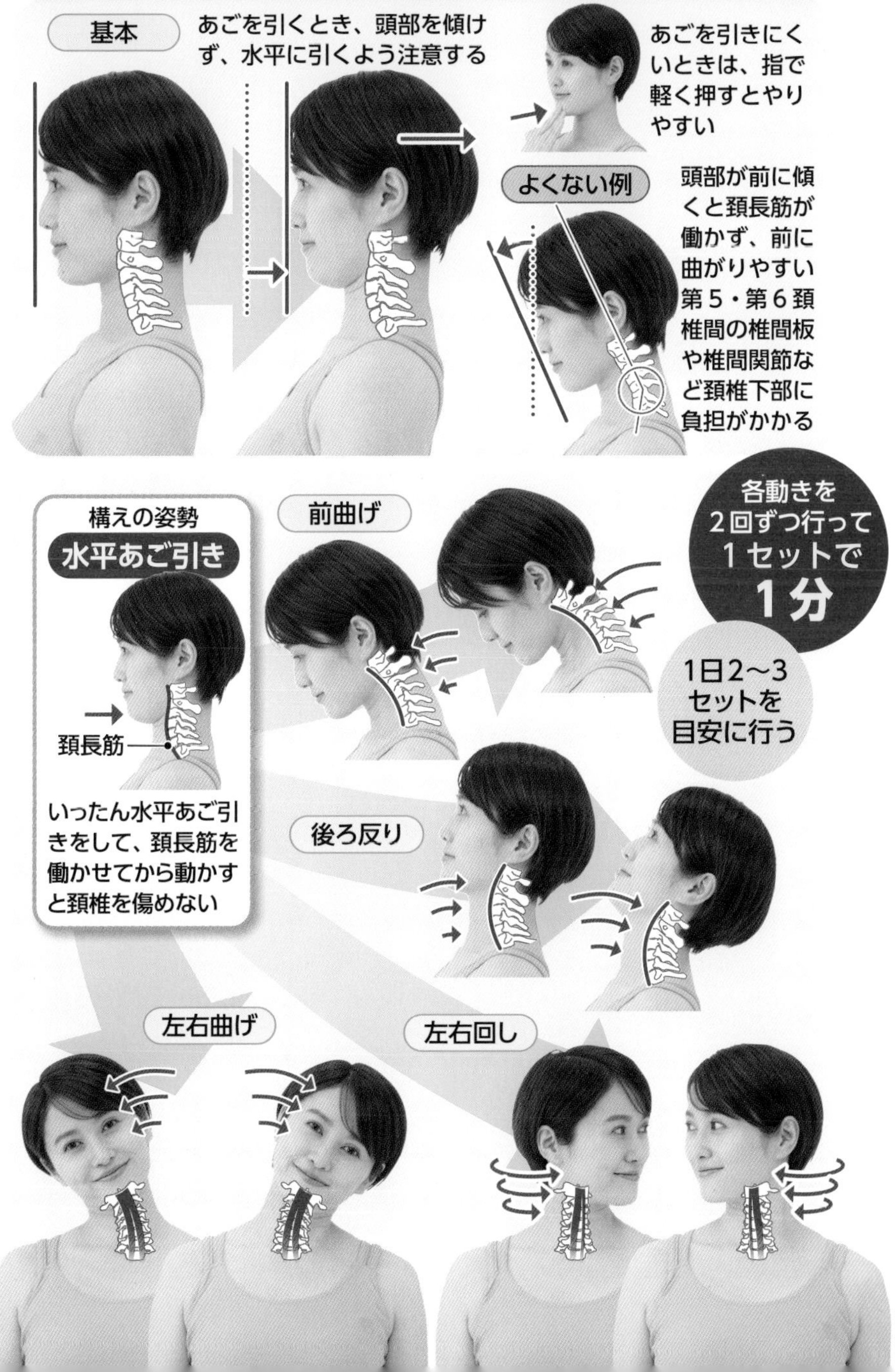
基本
あごを引くとき、頭部を傾けず、水平に引くよう注意する
あごを引きにくいときは、指で軽く押すとやりやすい
よくない例
頭部が前に傾くと頚長筋が働かず、前に曲がりやすい第5・第6頚椎間の椎間板や椎間関節など頚椎下部に負担がかかる
構えの姿勢
水平あご引き
頚長筋
いったん水平あご引きをして、頚長筋を働かせてから動かすと頚椎を傷めない
前曲げ
各動きを2回ずつ行って1セットで1分
1日2〜3セットを目安に行う
後ろ反り
左右曲げ
左右回し

水平あご引きは慣れるまで習得が難しいが、第7頸椎にベルトを当て引っぱりながらあごを引けば簡単にできる

ベルトを使った「水平あご引き」のやり方

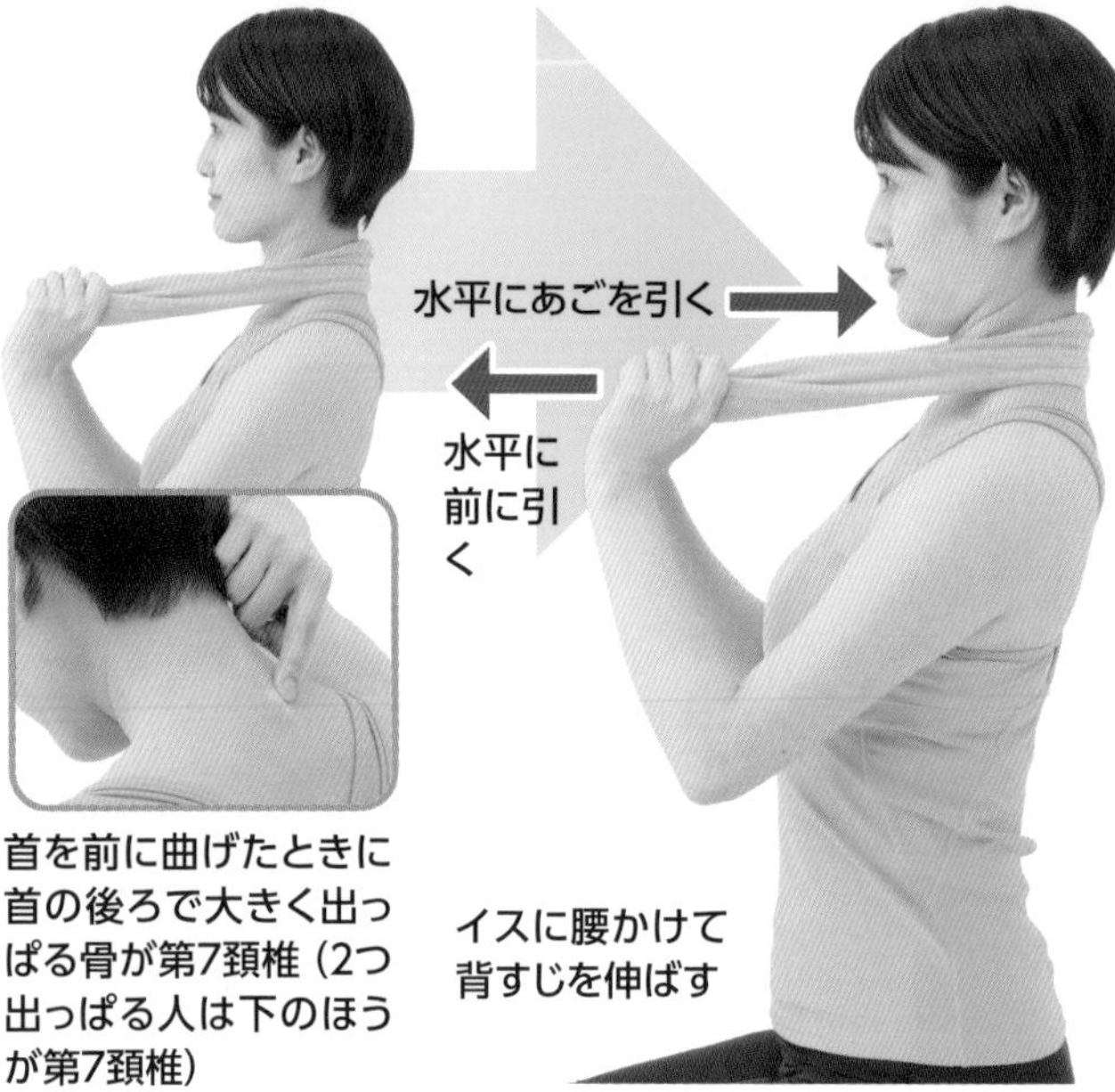
水平にあごを引く
水平に前に引く
イスに腰かけて背すじを伸ばす

首を前に曲げたときに首の後ろで大きく出っぱる骨が第7頸椎（2つ出っぱる人は下のほうが第7頸椎）

ふだんから首を前に突き出して、ねこ背やカメ首姿勢がクセになっている人は、頸椎《けいつい》の動きが硬くなっているため、あごを水平に引こうとしてもなかなかうまく動かせないかもしれません。

そんなときは、**第7頸椎のあたりにベルトやネクタイ、タオルをかけて両手で軽く前に引き、同時にあごを引くと、簡単に水平あご引きができます。**何度かくり返して動かし方のコツをつかみましょう。第7頸椎は、首を前に曲げたとき、首の後ろで出っぱる骨です。

あおむけで後頭部を床に押しつけて後ろ首のすきまをなくすようにあごを引く水平あご引きも簡単で効果大

「水平あご引き」は、あおむけに寝て行うこともできます。やり方は、あおむけに寝て首の後ろと床の間のすきまをなくすつもりで、軽くあごを引くだけです。枕を使わずにあおむけに寝ると、頭部が水平に引かれた姿勢になるため、あとはあごを少し引くだけで頚長筋《けいちょうきん》を働かせることができるのです。

注意点は、頭部は傾けずに、後頭部を床に押しつけるようにあごを引くことです。おじぎをするように頭部が前に曲がってしまうと、頚椎《けいつい》の下部に負担をかけてしまいます。布団など柔らかいものの上で行うと頭部が傾きやすいので、体が痛い場合はヨガマットを敷くか、畳の上で行います。

タオルを丸めたものを首の後ろのすきまに置き、押しつぶすようにすると、首の動きがわかりやすくなります。できる人は、両手を重ねて差し入れてもいいでしょう。ゆっくりと口から息を吐きながらあごを引き、数秒キープした後、息を吸いながら戻す動きをくり返すと、頚長筋を鍛える効果が期待できます。

あおむけで行う「水平あご引き」のやり方

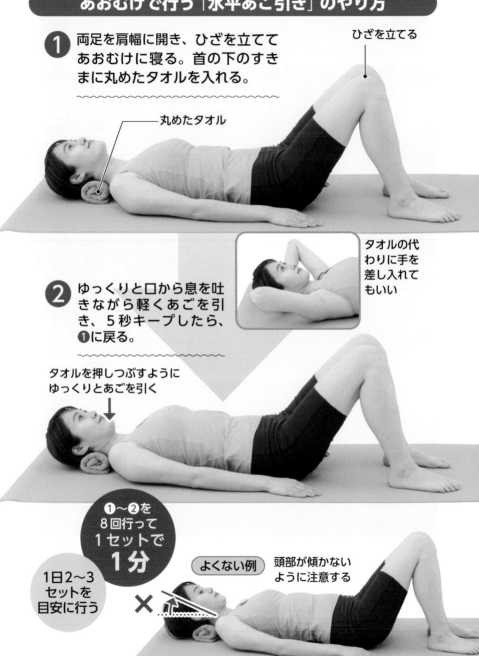

❶ 両足を肩幅に開き、ひざを立ててあおむけに寝る。首の下のすきまに丸めたタオルを入れる。

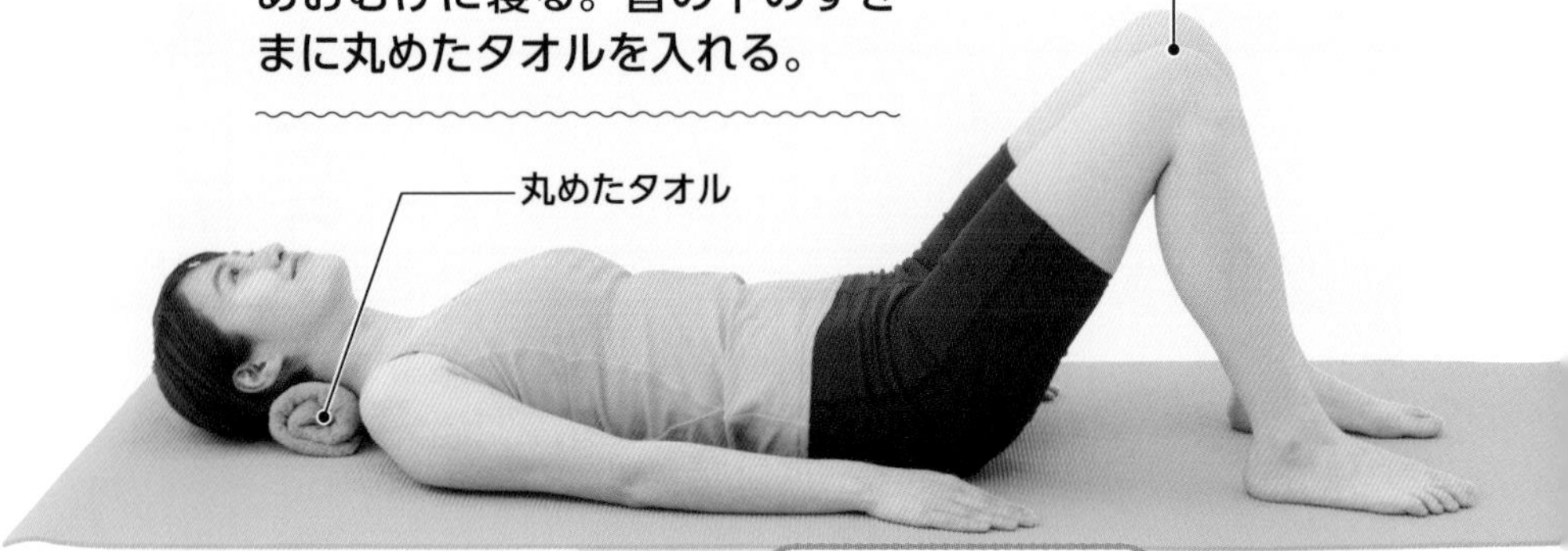

ひざを立てる
丸めたタオル

❷ ゆっくりと口から息を吐きながら軽くあごを引き、5秒キープしたら、❶に戻る。

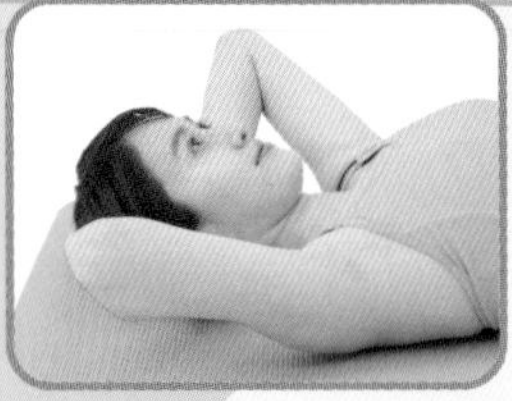

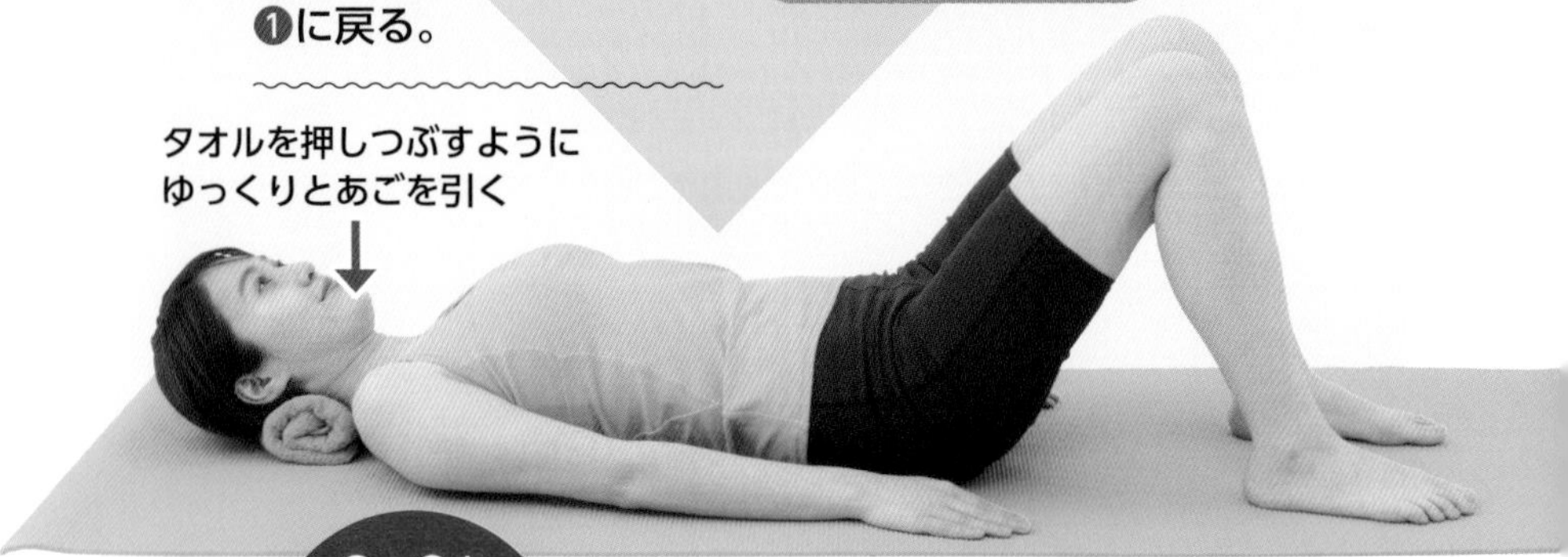

タオルを押しつぶすように
ゆっくりとあごを引く

❶～❷を8回行って1セットで**1分**

1日2～3セットを目安に行う

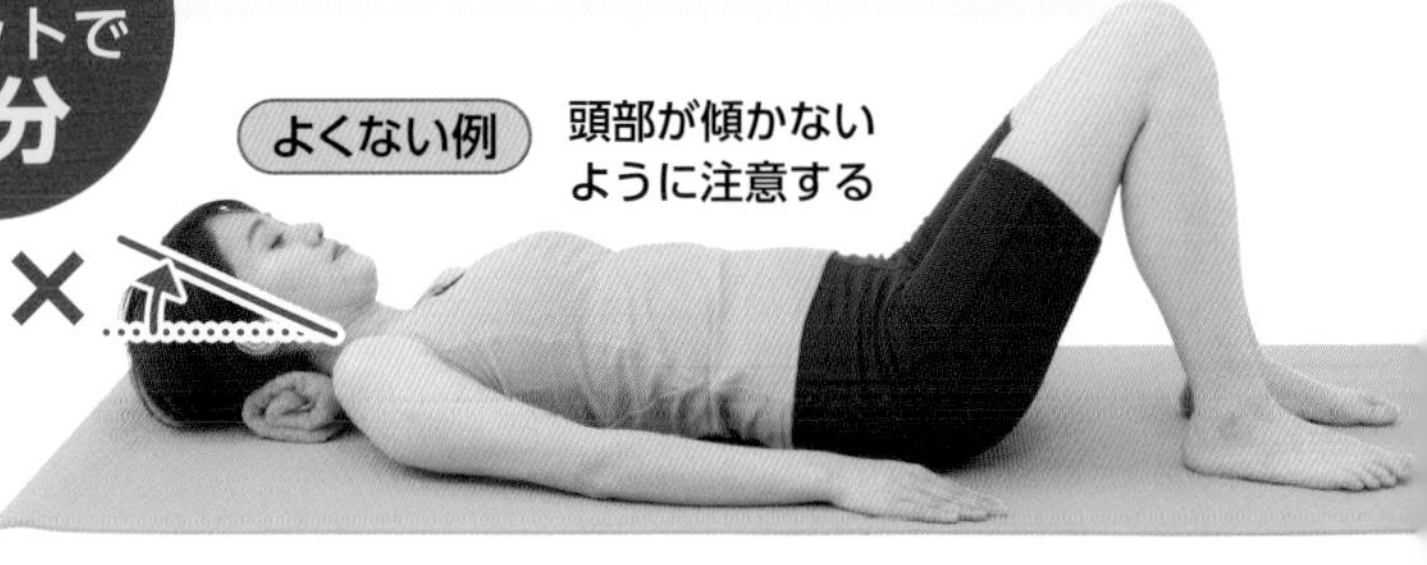

よくない例
頭部が傾かないように注意する
×

あご引き
起床

第8章

あおむけであごを引いたまま頭を上げる「あご引き起床」

1分ほぐしも行えば効果が高まり

頚椎症・むち打ちによる痛み・しびれも数日〜数週で軽快

あご引き起床はあごを引いたまま7つある頸椎の骨を上から1つずつ動かして起き上がる頸長筋強化の特効体操

普段からねこ背姿勢やカメ首姿勢がクセになっている人は、頸椎《けいつい》（背骨の首の部分）の7つある椎骨をつなぐ**椎間《ついかん》の動きが硬くなっています。**そのため、**首を前屈・伸展させるさい、前後に動きやすい第5・第6頸椎間ばかりを無意識に動かしがちで、負担が集中した部位の骨や軟骨に微細な損傷が生じ、痛みやしびれの原因となります。**これを正すには、硬くなった一つ一つの椎間の動きを柔軟にして、滑らかに動かせるようにすることが必要です。

そこでおすすめは、**「あご引き起床」**です。あおむけに寝て行う水平あご引き（86ジペー参照）の姿勢から、頭から肩までを床から浮かせるだけの簡単な1分ほぐしです。椎骨を上から1つずつ順にゆっくり動かすことで、頸椎を安定させる頸《けい》長筋《ちょうきん》を強化し、椎間関節に負担をかけない首の動かし方を身につけることができる特効体操です。この体操を数日～数週間続けただけで、**頸椎症やむち打ち症の首の痛み・しびれから解放**された人も少なくありません（第1章の症例参照）。

あご引き起床

1セット1分

体操の効果 頚椎の椎間の動きを柔軟にし、頚長筋を鍛えて、首を安定して動かせるようにする。

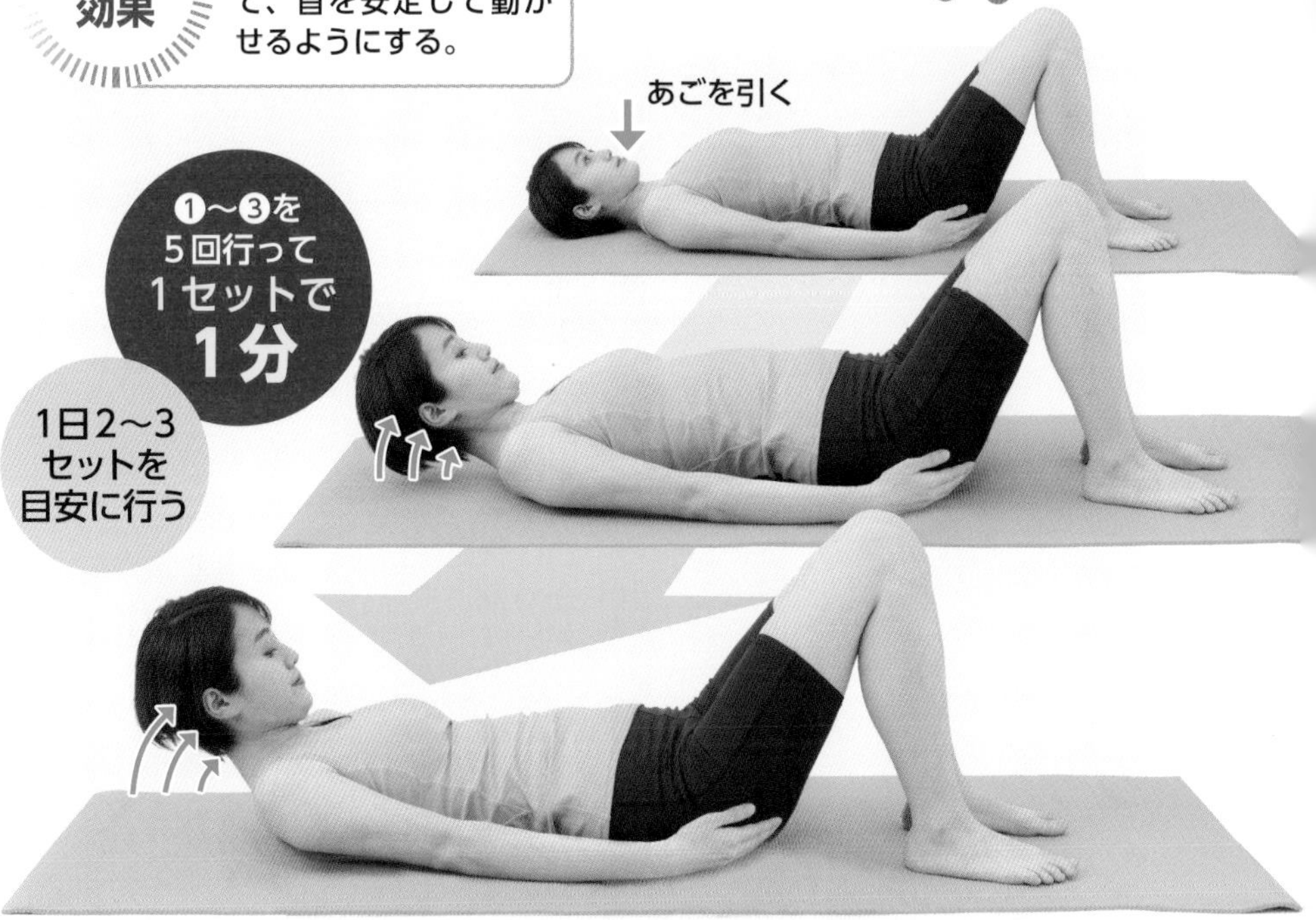

❶〜❸を5回行って1セットで1分

1日2〜3セットを目安に行う

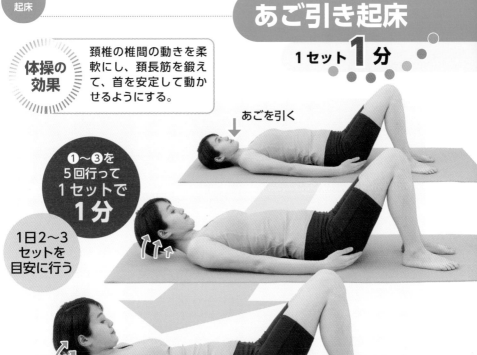

❶ 両足を肩幅に開き、ひざを立ててあおむけに寝る。両手を太ももわきに添え、あごを軽く引く。

❷ 口から息を細く吐きながら、頚椎の椎骨一つ一つを上から順にゆっくりと動かすようにして、頭を持ち上げていく。

よくない例　あごから先に起き上がると、頚長筋が働かない

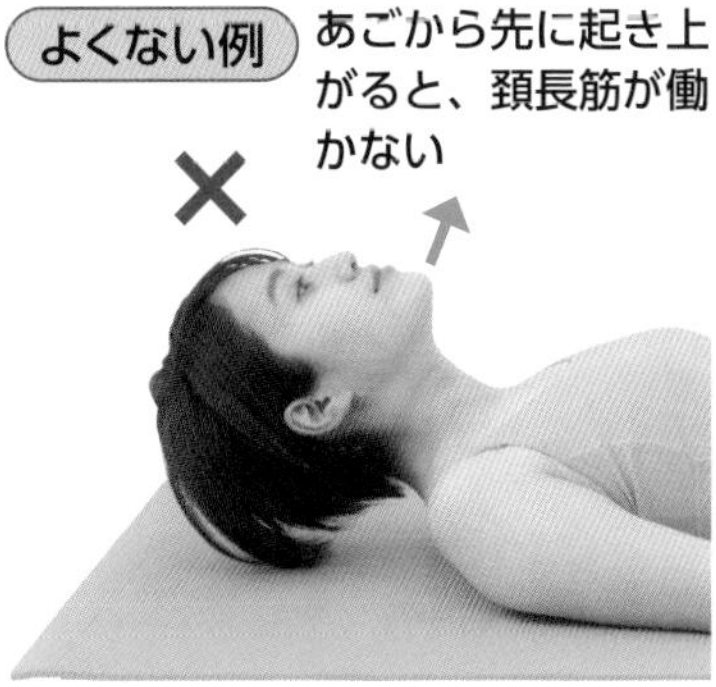

❸ 肩が床から離れたら、鼻から息を吸いながら、椎骨一つ一つを下から順にゆっくりと動かすようにして、❶の姿勢に戻る。

あご引き起床はイスに腰かけてもでき、頸椎や筋肉の可動域や柔軟性が高まり痛み・しびれの改善効果がアップ

あおむけで行う「あご引き起床」は、イスに腰かけても行うことができます（「あご引きおじぎ」という）。イスに腰かけてあごを引き、頸椎《けいつい》を丸めていくだけでできるため、あおむけで重力に逆らって頭を持ち上げるよりも、らくに行えます。ちょっとした休憩時間を利用して、毎日の習慣にするといいでしょう。

頸椎の骨を1つずつ動かすことで、首の深部筋である頸長筋《けいちょうきん》の働きがよくなるほかに、背中全体のストレッチ効果もあります。脊柱起立筋《せきちゅうきりつきん》や僧帽筋《そうぼうきん》など背面の大きな筋肉がほぐれて柔軟性が高まり、可動域が広がります。筋肉を動かして血流がよくなれば、筋肉のこわばりからくる痛み・しびれの緩和にも役立ちます。

イスに腰かけて行うあご引きおじぎには、もう一つ、あおむけにはないメリットがあります。頸椎だけでなく胸椎《きょうつい》（背骨の胸の部分）と腰椎《ようつい》（背骨の腰の部分）の椎骨まで、1つずつ動かすことができるという点です。これによって背骨全体の柔軟性が高まり、首から背中、腰までの動きがスムーズになります。

実は、首・肩・腕の痛み・しびれの改善には、首だけでなく、胸椎・腰椎も含めた背骨全体の柔軟性が重要です。

基本の「水平あご引き」（82ページ参照）をしたとき、わずかに胸椎が反って胸郭《きょうかく》が広がり、姿勢がよくなることに気づいた人もいるでしょう。背骨を一連で構成する頸椎・胸椎・腰椎は椎間板《ついかんばん》や椎間関節《ついかんかんせつ》でつながっており、どこか一部が動けば、その作用でほかの部分も動きます。胸椎や腰椎の柔軟性や可動域は、頸椎にも影響するのです。

特に胸椎は、肋骨《ろっこつ》が接続することから、頸椎や腰椎に比べて可動域が小さい部位です（29ページのグラフ参照）。しかも、もともと後弯《こうわん》（後ろにカーブ）しています。ねこ背姿勢をくり返したり、前かがみの姿勢を長時間続けたりすると胸椎がいっそう丸まり、肩甲骨を引き寄せる筋肉（菱形筋《りょうけいきん》）が衰えたり、背面の筋肉が硬直したりすることから、首・肩・腕の痛み・しびれを招きます。イスに腰かけて行うあご引きおじぎをすれば、頸椎を含む背骨全体と背面の筋肉の柔軟性を高めて可動域を広げる効果が期待できます。

なお、あごを引いて胸椎を反らす**「あご引き胸椎反らし」**（１０５ページ参照）も、背骨全体の柔軟性を高めるのに役立つので、併せて行うと効果的です。

イスに腰かけて行う

あご引きおじぎ

1セット1分

体操の効果

背骨全体の椎間の動きを柔軟にし、背面の筋肉をほぐす。頚長筋を鍛えて、首を安定して動かせるようにする。

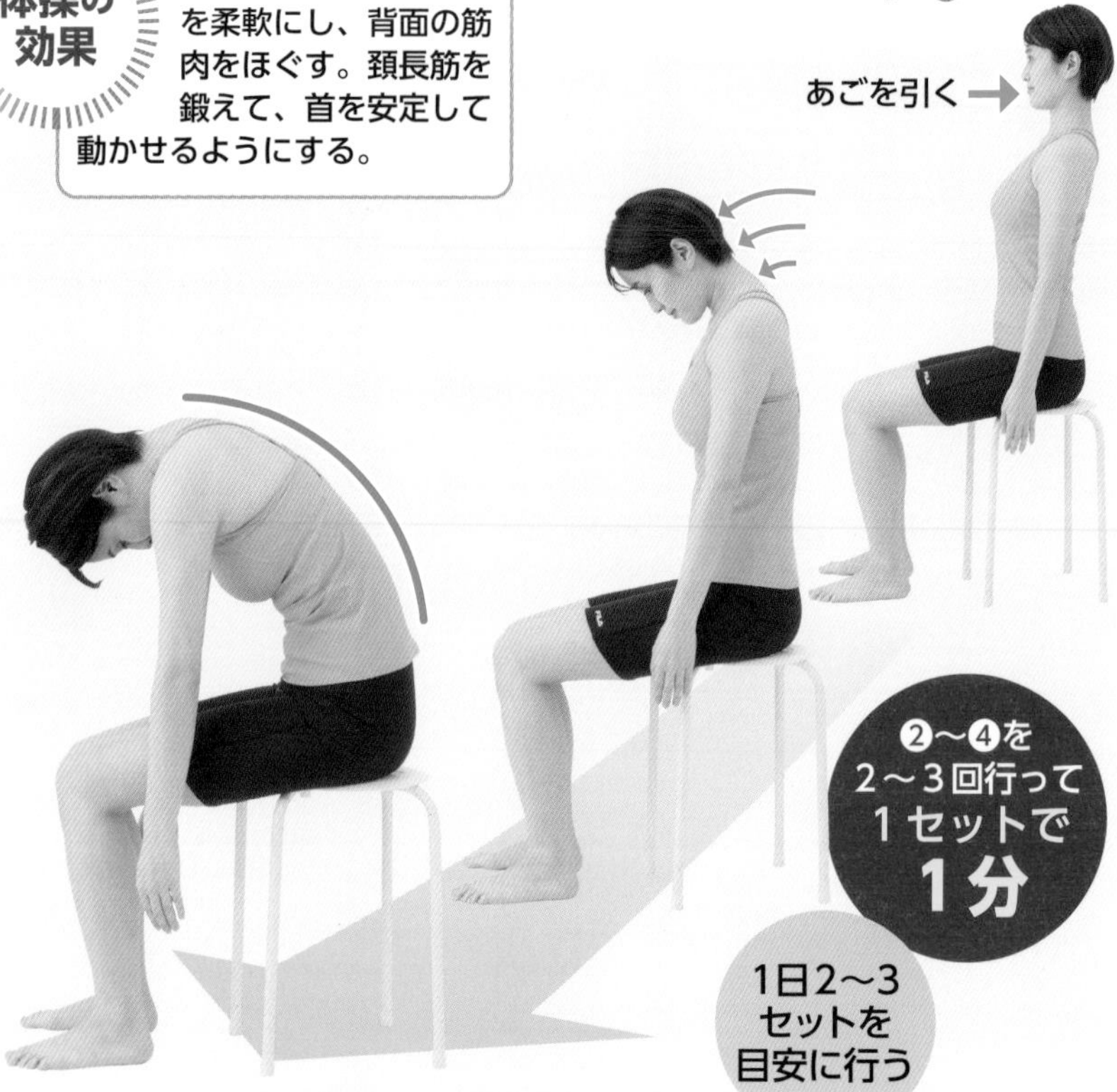

❷〜❹を2〜3回行って1セットで**1分**

1日2〜3セットを目安に行う

1. イスに腰かけて背すじを伸ばし、あごを軽く引く。
2. 口から息を細く吐きながら、椎骨を一つ一つ上から順に動かすようにして、首→背中→腰をゆっくり曲げていく。
3. 頭のてっぺんを床に向けるつもりで背中を丸め、「C」の字を作る。できるところまで丸めたらゆっくりと3呼吸する。
4. 鼻から息を吸いながら、椎骨を下から順に一つ一つ動かすようにして、ゆっくりと体を起こし、❶の姿勢に戻る。

菱形筋の強化

第9章

水平あご引きに加え肩甲骨を支える深部筋「菱形筋」を強化する1分ほぐし「肩甲骨クローズ」も行えばねこ背・五十肩・圧迫骨折に伴う痛み・しびれまで回復

スマホを見る前傾姿勢がクセになると肩甲骨内側の深部筋「菱形筋」が働かず僧帽筋や脊柱起立筋にこり・痛みが多発

スマホを見るときのねこ背、デスクワークでノートパソコンをのぞき込むさいのカメ首のような前かがみの姿勢がクセになると、背面の表層筋（僧帽筋《そうぼうきん》や脊柱《せきちゅう》起立筋《きりつきん》など）の緊張が続き、疲労物質がたまったり筋膜の癒着《ゆちゃく》が起こったりして、首・肩・腕の痛み・しびれにつながります（62ページ参照）。

それだけではありません。前傾姿勢のクセは、**肩甲骨《けんこうこつ》の内側にある深部筋「菱《りょう》形筋《けいきん》」**（大菱形筋と小菱形筋の総称）にも悪影響を与えます。

菱形筋は背骨と肩甲骨をつなぎ、肩甲骨を動かす筋肉です。例えば、肩をすくめるときは、菱形筋が働いて肩甲骨が上がります。

また、僧帽筋や脊柱起立筋が体を前後に曲げる縦方向の働きをするのに対し、菱形筋は、肩甲骨を背中の中央方向へ引き寄せる横方向の動きでも働きます。例えば、引き出しを開けるときに腕を手前に引く動作では、菱形筋が左右の肩甲骨を引き寄せるように働きます。

スマホの操作など前傾姿勢で体の前で作業をするときに、菱形筋を働かせずにいると**肩甲骨が離れて開き、肩が前方に出て、背中が縦方向だけでなく横方向にも丸まってきます。**

こうなると、スマホを見たりデスクワークをしたりしていないときに**姿勢を正したつもりでも、背中が丸まったねこ背のまま**になってしまいます。首が前方に突き出て、背中や肩周辺の筋肉・関節にかかる負担がいっそう増して、こりや痛みが多発するようになるのです。

菱形筋が働かないとこり・痛みの原因に

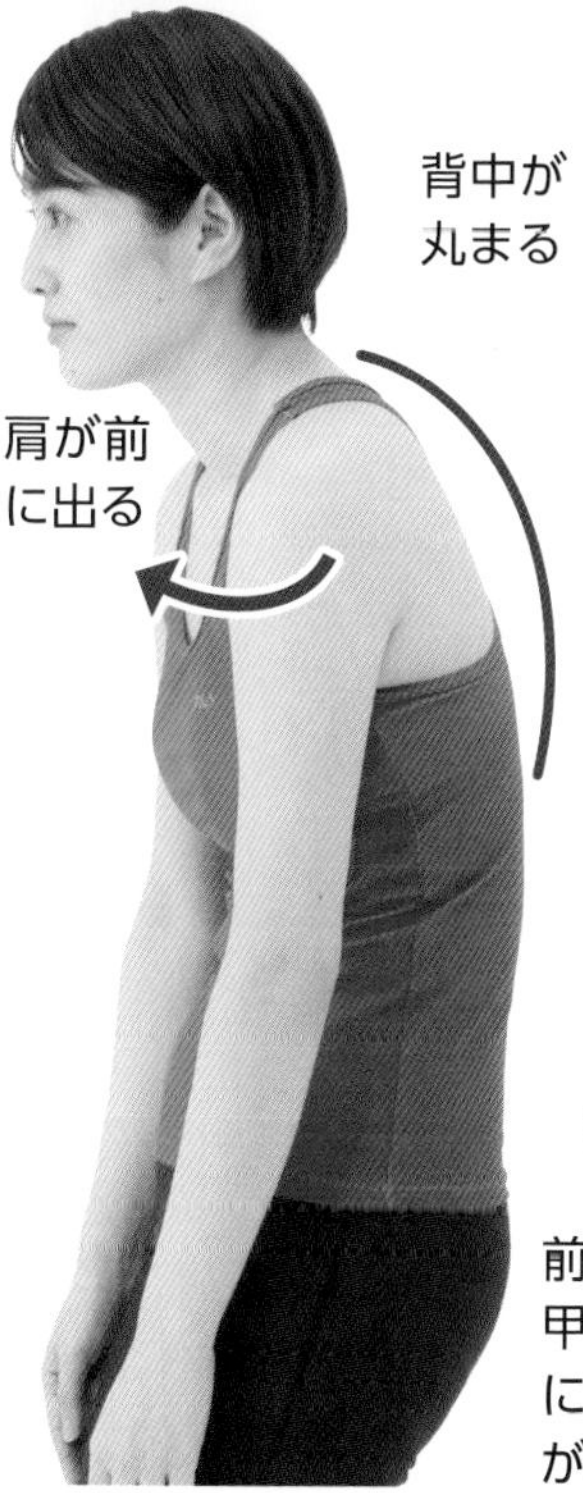

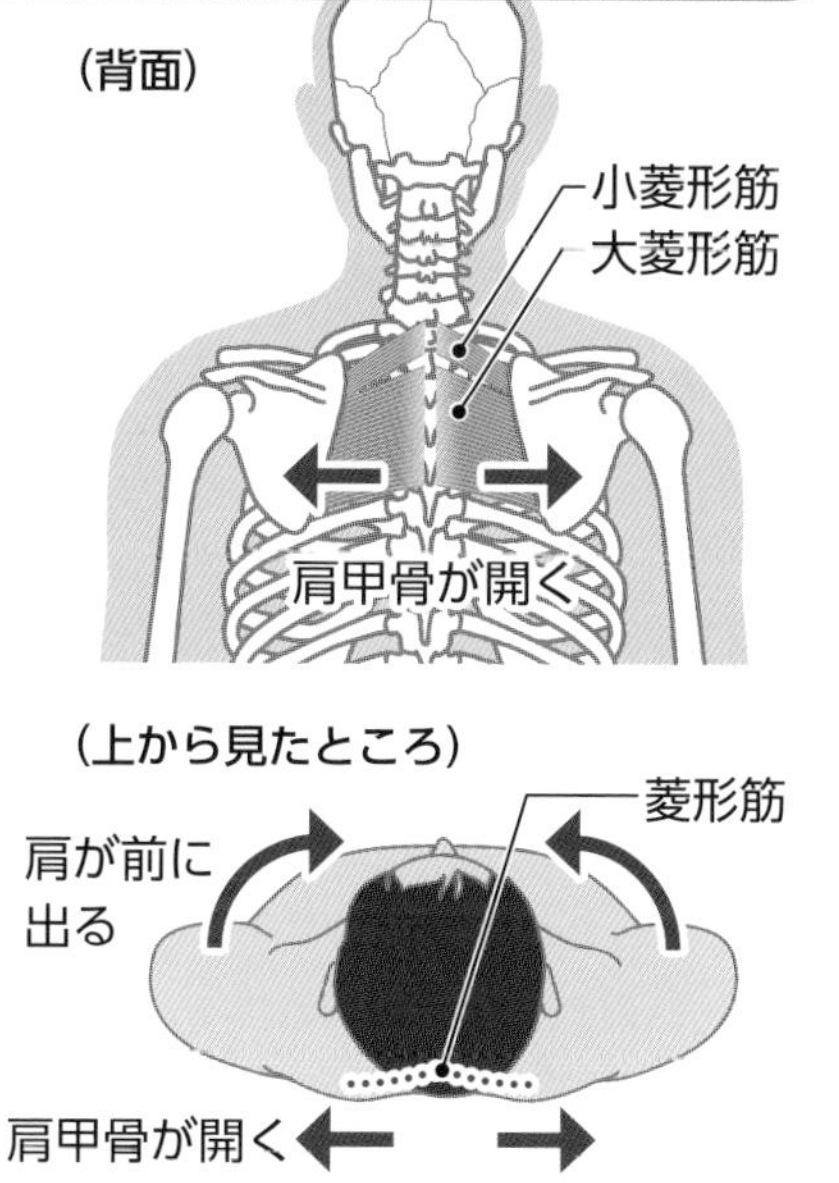

前傾姿勢のクセで菱形筋が働かないと肩甲骨が左右に開き、肩が前に出て、さらに背中が丸まる。背中や肩の筋肉の負担が増大し、こり・痛みの原因になる

菱形筋が衰えると肩こりばかりかねこ背・円背・五十肩・胸椎の圧迫骨折から今問題の首下がり症まで招く危険大

左右の肩甲骨《けんこうこつ》を中央へ引き寄せる深部筋「菱形筋《りょうけいきん》」が衰えると、肩こりの原因になるほか、**ねこ背・円背《えんぱい》**の悪い姿勢が常態化します。ここから肩甲骨の動きが悪くなって肩甲骨が前に傾いた姿勢が続くと、手を上げるときに腕の骨の突起部が肩甲骨にぶつかり、肩関節に炎症が起こりやすくなり、**五十肩（肩関節周囲炎）**を招く恐れが高まります。また、胸椎《きょうつい》が丸まると椎体（椎骨前部の円筒形の部分）に常に負担がかかるため、骨がもろくなった高齢者は、くしゃみをしたり軽く尻《しり》もちをついたりすると胸椎の椎体がつぶれて変形する**圧迫骨折**を招く危険もあります。さらに、こり固まった背面の筋肉が加齢によって衰え、首が下がり、自力で顔を上げにくくなる**「首下がり症候群」**（128ジペー）になる恐れもあります。

首下がり症候群は近年、増加傾向にあり、問題になっています。スマホを多用し**前かがみの姿勢を取りがちな現代人**は頸椎《けいつい》を支える頸長筋や肩甲骨を寄せる菱形筋の衰えから、**将来、首下がり症候群になるリスクが大きい**と考えられます。

菱形筋を働かせて硬直した肩甲骨の動きを柔軟にするには、緊張と緩和の1分ほぐし「肩上げストン」が一番

菱形筋《りょうけいきん》が働かずに背中が丸まると、重い頭や腕を支えて姿勢を維持するために、首・肩・背中の筋肉が緊張しっぱなしになり、こり固まってしまいます。その影響で肩甲骨《けんこうこつ》がスムーズに動かなくなって、ますます筋肉が硬直するという悪循環に陥り、首・肩・腕の痛み・しびれにつながります。

「菱形筋を働かせる」といってもピンとこないかもしれませんが、実は、菱形筋は、肩甲骨を意識して動かすだけで比較的簡単に動かせます。肩甲骨を動かすと鎖骨や肩関節も動き、周辺の筋肉群も連動するため、筋肉の緊張をゆるめる効果があり、肩甲骨の動きが柔軟になるという好循環が生まれます。菱形筋を働かせるために、まず、こり固まった僧帽筋をほぐしましょう。おすすめは、肩甲骨を持ち上げておいて一気に脱力する、緊張と緩和の1分ほぐし**「肩上げストン」**です。**❶筋肉ほぐし、❷肩甲骨を柔軟に動かせるようになる、❸菱形筋の働きをよくするという3つの効果が一度に得られる**ので、ぜひ試してみてください。

肩上げストン

1セット1分

体操の効果

肩周辺の筋肉をほぐし、肩甲骨の柔軟な動きを促す。肩甲骨を上げ下げする菱形筋の働きを高める。

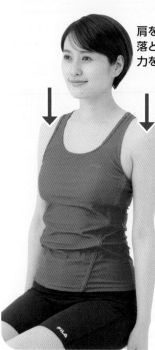

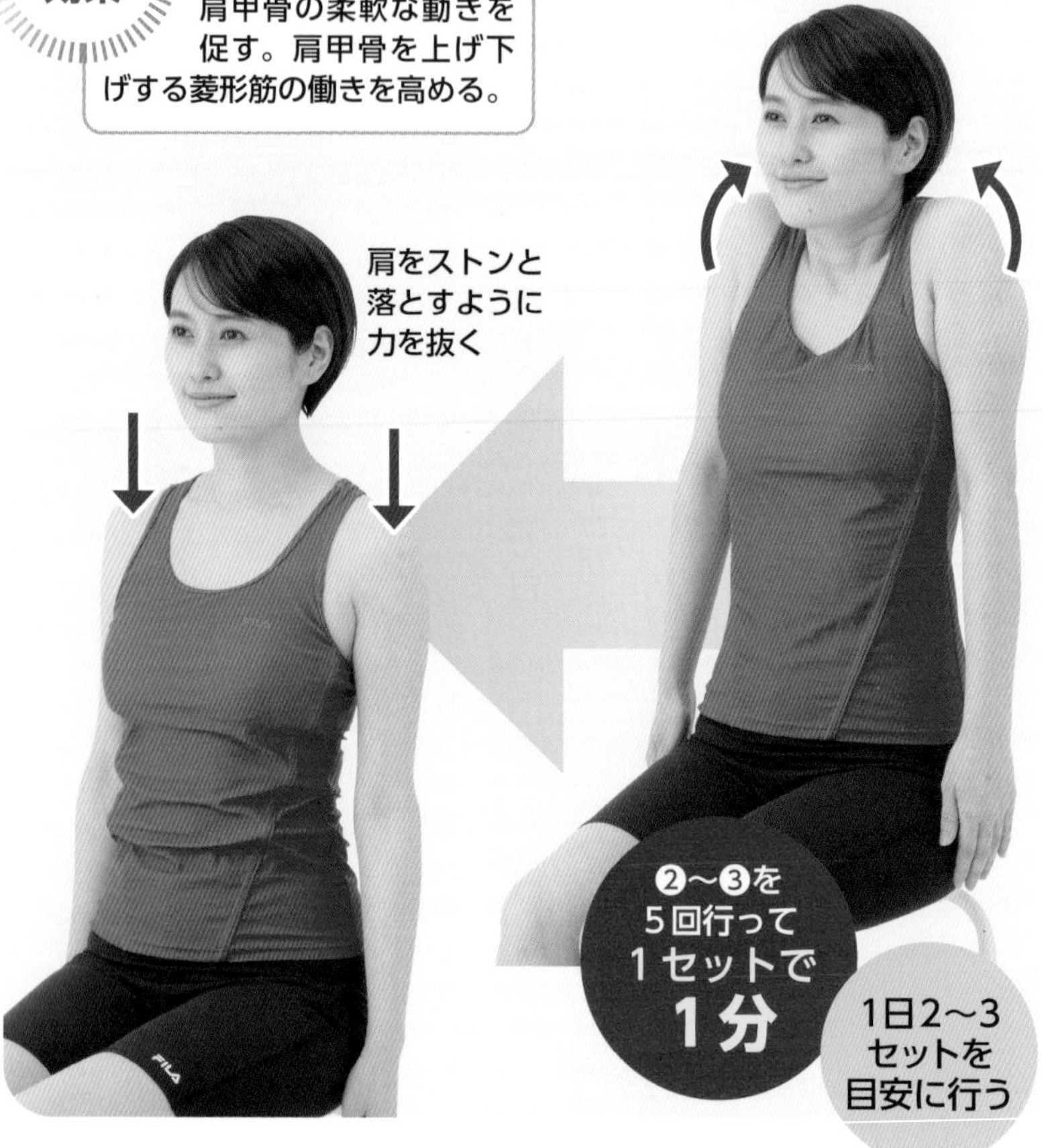

❶ イスに腰かけて軽くあごを引き、背すじを伸ばす。

❷ 鼻から息を吸いながら、できるかぎり両肩を上げて力を入れ、5秒間キープ。

❸ 口からフーッと息を吐いて、肩の力を一気に抜く。5秒間休む。

さらに肩甲骨を後ろに引いて寄せ合う「肩甲骨クローズ」を習慣化すれば可動域が広がりねこ背・五十肩まで改善

菱形筋《りようけいきん》が働かず、肩甲骨《けんこうこつ》が左右に離れてしまうと、背中が横方向に丸まってねこ背を助長し、首こりや肩こりにつながります。さらに、肩が前方に出て肩関節の動きがぎくしゃくし、肩周囲の組織に炎症が起こりやすくなって、五十肩（肩関節周囲炎）を招くこともあります。

しかし、長い間ねこ背がクセになっている人は、菱形筋が硬直しているため、肩をすくめて肩甲骨を上下させることはできても、肩甲骨を背中の中央方向へ引き寄せるのは難しいかもしれません。そんなときは、腕を大きく動かして左右の肩甲骨を寄せる1分ほぐし**「肩甲骨クローズ」**がおすすめです。

バンザイした後に腕をゆっくりと下ろしていくだけで、驚くほど簡単に菱形筋が働いて、肩甲骨を引き寄せることができます。菱形筋の働きで**ねこ背**の改善に役立つほか、肩関節の周囲が無理なく動いて可動域が広がるので、**五十肩**の改善も期待できるでしょう。

肩甲骨クローズ

1セット **1** 分

体操の効果

肩甲骨を引き寄せる菱形筋の働きを高める。肩関節の可動域を広げる。

❷〜❸を5回行って1セットで**1分**

1日2〜3セットを目安に行う

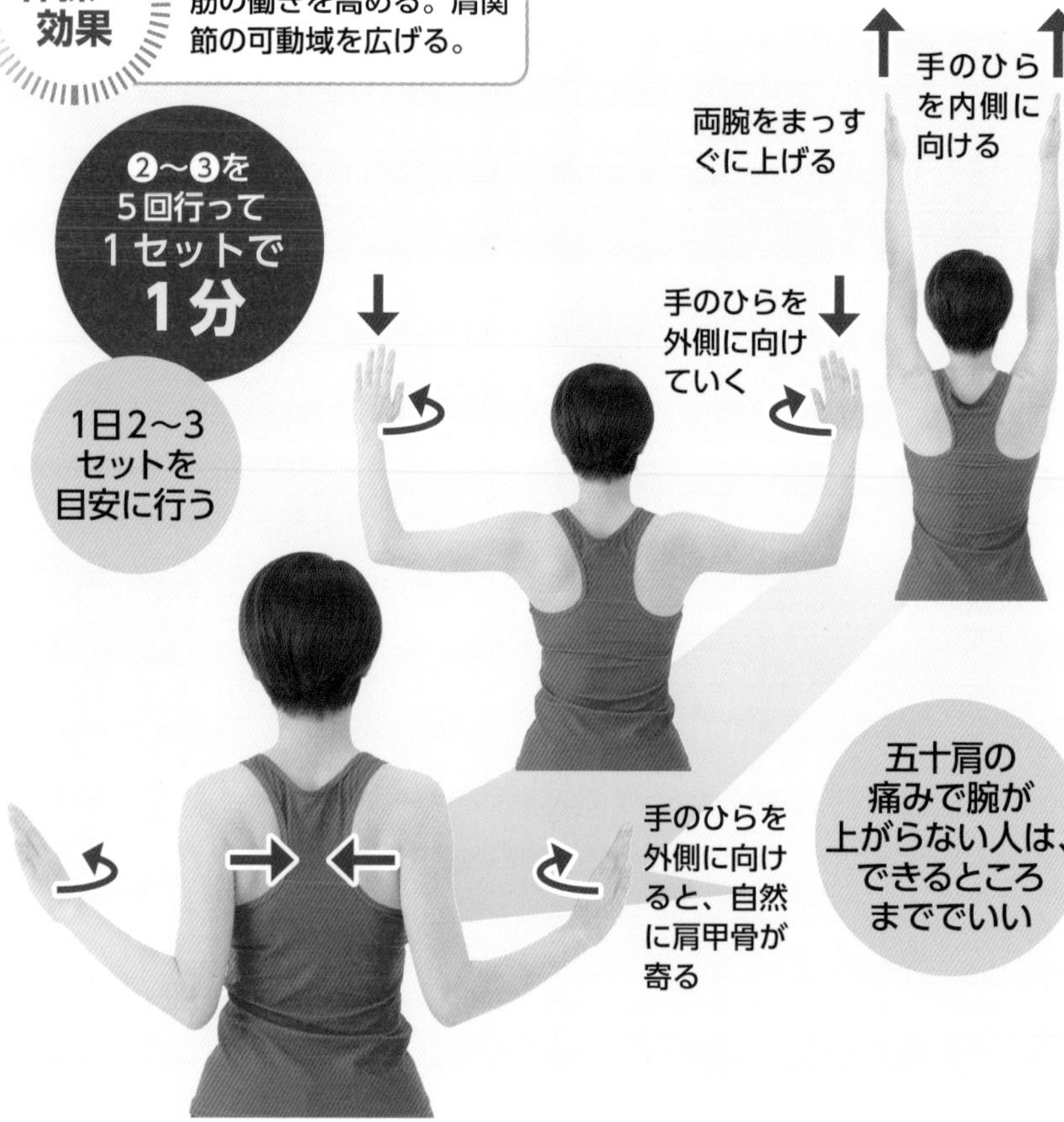

両腕をまっすぐに上げる
手のひらを内側に向ける
手のひらを外側に向けていく
手のひらを外側に向けると、自然に肩甲骨が寄る

五十肩の痛みで腕が上がらない人は、できるところまででいい

❶ イスに腰かけて軽くあごを引き、背すじを伸ばす。

❷ 鼻から息を吸いながら、手のひらを内側に向け、ゆっくりと両腕を上げてバンザイし、自然に呼吸しながら5秒間キープ。

❸ 口から息を吐きながら、手のひらを徐々に外側に向けつつゆっくりとひじを下げていく。下ろしきったところで肩甲骨が寄る感覚を確かめながら、自然呼吸で5秒間キープ。

あご引き全身ほぐし

第10章

頚椎の椎間関節の負担を減らすには胸椎・骨盤・体幹の強化も不可欠で、1分ほぐし あご引き全身ほぐしなら首の痛み・しびれから腰の脊柱管狭窄症まで軽快

首・肩・腕の痛み・しびれがある人にはねこ背・骨盤倒れ・反り腰が目立ち、自力で正すのが根治の決め手

頸椎《けいつい》（背骨の首の部分）を支える深部筋「頸長筋《けいちょうきん》」が働かなくなると、椎間板《ついかんばん》や椎間関節《ついかんかんせつ》の負担が増して微細な損傷が起こるほか、首を支える背中の筋肉の緊張が続き、これがもとで痛み・しびれが起こります。また、肩甲骨《けんこうこつ》を動かす深部筋「菱形筋《りょうけいきん》」の衰えからくる肩甲骨の位置不良や背骨の後弯《こうわん》も原因になります。

ただ、首・肩・腕の痛み・しびれが起こる大もとは、多くの場合、痛みのある「首・肩・腕」周囲の不具合だけとはかぎりません。人間の体は骨格・筋肉・筋膜など、さまざまな組織どうしで相互につながっているので、体の一部が動けばほかの部位にも影響が及びます。したがって、**全身のバランスのくずれが、結果としてある部位に現れたものが痛み・しびれであるとも考えられます。**

特に、体の中央を通る背骨（脊椎《せきつい》）は、首からお尻《しり》までつながり、さらに腰椎《ようつい》（背骨の腰の部分）と骨盤は、仙骨《せんこつ》（お尻の中央にある平らな骨）でつながっています。そのため、首から遠い骨盤の動きも、上部の胸や首に影響します。

骨盤の角度と姿勢の関係

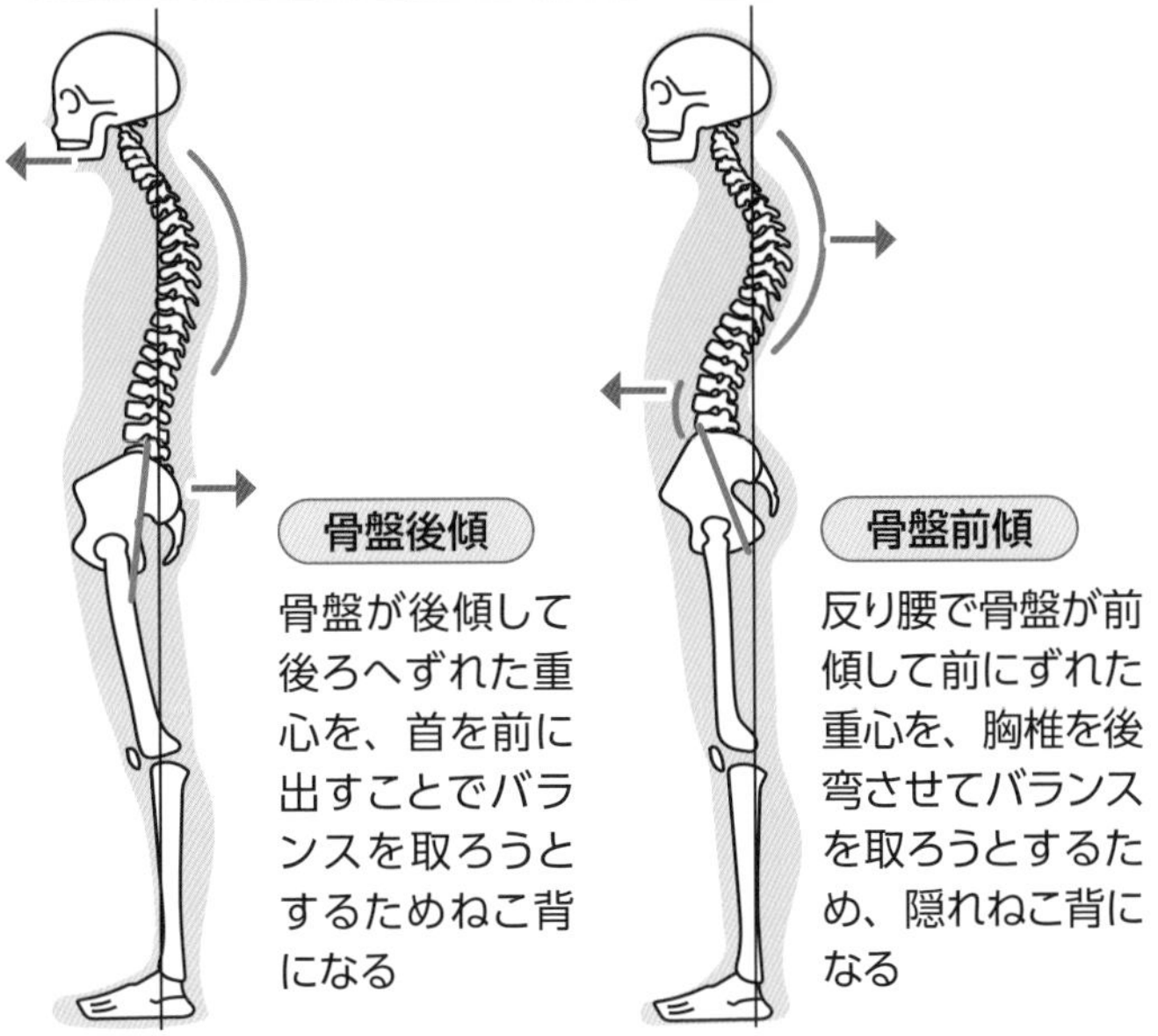
骨盤後傾
骨盤が後傾して後ろへずれた重心を、首を前に出すことでバランスを取ろうとするためねこ背になる
骨盤前傾
反り腰で骨盤が前傾して前にずれた重心を、胸椎を後弯させてバランスを取ろうとするため、隠れねこ背になる

例えば、首が前に出て背中が丸まったねこ背の人は、体が前方に倒れるのを防ぐため、骨盤が後ろに倒れてバランスを取るようになりますが、逆にいえば、骨盤が後傾しがちな人は、バランスを取るために首や肩が前に出て、ねこ背になりやすいともいえます。一方、骨盤が前に傾いた反り腰の人も、一見いい姿勢のように見えて、バランスを取るために背中や腰のカーブがきつくなり、隠れねこ背になっている場合があります（上図参照）。

実際、**首・肩・腕の痛み・しびれに悩む人には、骨盤を含む背骨全体の姿勢のくずれが目立ちます。**

どんな動作をしてもどこにも負担が偏らない正しい姿勢を身につける決め手は、自ら体を動かして背骨と骨盤を整え、姿勢を正すことです。そうすれば、首・肩・腕の痛み・しびれの根治につながります。

胸椎圧迫骨折や首下がり症も招くねこ背を正して痛み・しびれを除くにはあご引き胸椎反らしが簡単一番

胸椎《きょうつい》（背骨の胸の部分）は、「生理的後弯《こうわん》」といって、もともと背中側に向かって自然にカーブしていますが、これよりも大きく曲がった状態がねこ背です。

ねこ背になると、**首こり・肩こり**を招く以外にも弊害が現れます。例えば、椎骨前方の椎体《ついたい》に常に負担がかかるようになります。すると、加齢により椎間板《ついかんばん》が衰え骨がもろくなっている人は、わずかな衝撃で気づかないうちに**圧迫骨折**（骨がつぶれて変形する骨折）を起こす危険があります。圧迫骨折は痛みがないことも多く、骨折に気づかずにいると、胸椎がさらに丸まってしまうこともあります。また、ねこ背で背面の筋肉の過剰な緊張が続くと筋力が衰え、首が下がって顔を正面に向けられなくなる**首下がり症候群**を招く恐れもあります。

胸椎を自然なカーブに近づけるには、うつぶせで行う1分ほぐし**「あご引き胸椎反らし」**がおすすめです。頸長筋《けいちょうきん》も強化でき、胸椎をじっくりと反らすことで無理なくねこ背を正して首・肩・腕の痛み・しびれを改善することができます。

あご引き胸椎反らし

1セット1分

体操の効果 ねこ背を正し、胸椎の柔軟性を高める。

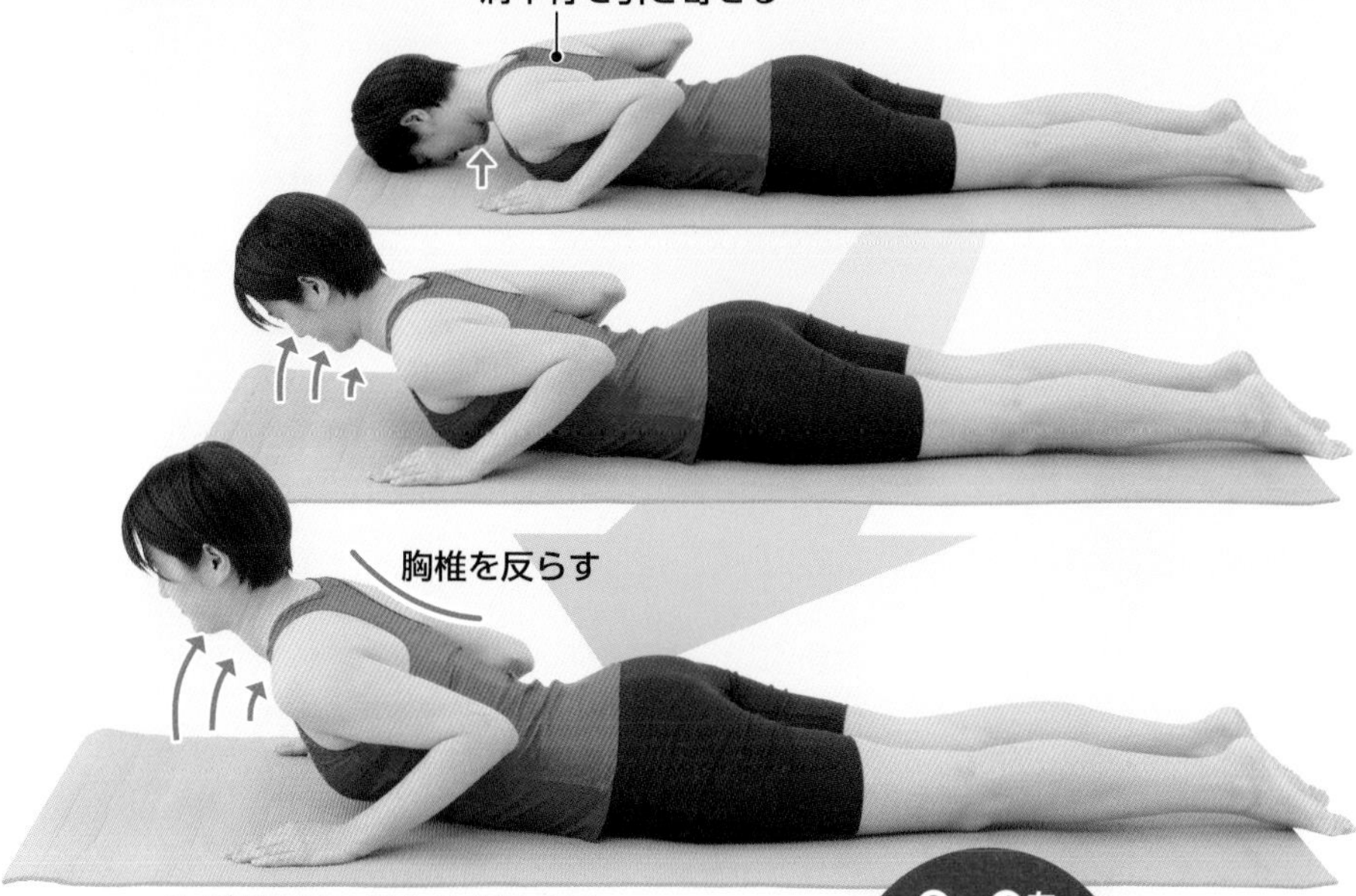
肩甲骨を引き寄せる
みぞおちはつけたままにする

❷〜❹を3回行って1セットで1分

1日2〜3セットを目安に行う

❶ うつぶせになって両手を胸の両側に置く。軽くあごを引いて頚長筋を働かせ、額は床につける。

❷ 口から息を吐きながら、椎骨を上から順にゆっくりと一つ一つ動かすつもりで、5秒かけて首と胸を起こしていく。

❸ 胸が床から離れたところで止め、自然に呼吸しながら10秒間キープ。

❹ 口から息を吐きながら、椎骨を下から順にゆっくりと一つ一つ動かすつもりで、5秒かけて❶の姿勢に戻る。

座り時間が長く首・肩・腕の痛み・しびれに悩む人はあご引き骨盤ゆらしで骨盤の傾きを正すのも重要

デスクワークなどで長時間座らざるを得ず、首・肩・腕の痛み・しびれに悩む人は、ときどき立ち上がって伸びをしたり、「水平あご引き」（83ページ）や「肩上げストン」（98ページ）などの1分ほぐしを行って、関節や筋肉をほぐす習慣をつけましょう。加えて、座るときの姿勢も大切です。

座り時間が長い人は、骨盤が後傾したり、いい姿勢を取ろうとして反り腰になったりするため、首が前に出たねこ背になりがちです。すきま時間にできる1分ほぐし「あご引き骨盤ゆらし」で骨盤の傾きを正し、頸長筋《けいちょうきん》も強化して痛みやしびれが起こりにくい姿勢を保ちましょう。

あご引き骨盤ゆらし

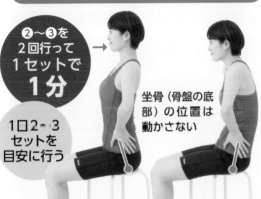

❶イスに腰かけてあごを引き、背すじを伸ばす。
❷腰骨に手を当て、坐骨を支点として、骨盤上部をゆっくり前後に動かす。
❸最もらくだと思える骨盤の位置（ニュートラルポジションという）を見つけたら、30秒間キープ。

体幹深部筋を安定させ頸椎・胸椎・腰椎を正しく支えて動かす力を強める特効体操あご引きハンドニー

姿勢を整えるには、背骨を正しく支えて動かす働きのある多裂筋《たれつきん》や腹横筋《ふくおうきん》といった体幹深部筋（胴体の深部にある筋肉）も重要です。多裂筋は頸椎《けいつい》から仙骨まで背骨の一つ一つに直接付着する短い筋肉の連なりで、背骨を安定させる働きをしています。腹横筋は胸腰筋膜という筋膜で背骨にくっつき、胴体の最も深いところでおなかを取り巻く筋肉です。腹横筋が収縮することで5つの腰椎は左右から均等に引っぱられて安定し、滑らかな動きができるようになります。

これらの**体幹深部筋を安定して働かせることで、頸椎・胸椎・腰椎を滑らかに動かすことができれば、首・肩・腕の痛み・しびれの解消につながります。**体幹深部筋の働きを強めるには、次ページで紹介する1分ほぐし**「あご引きハンドニー」**が最適です。

多裂筋と腹横筋

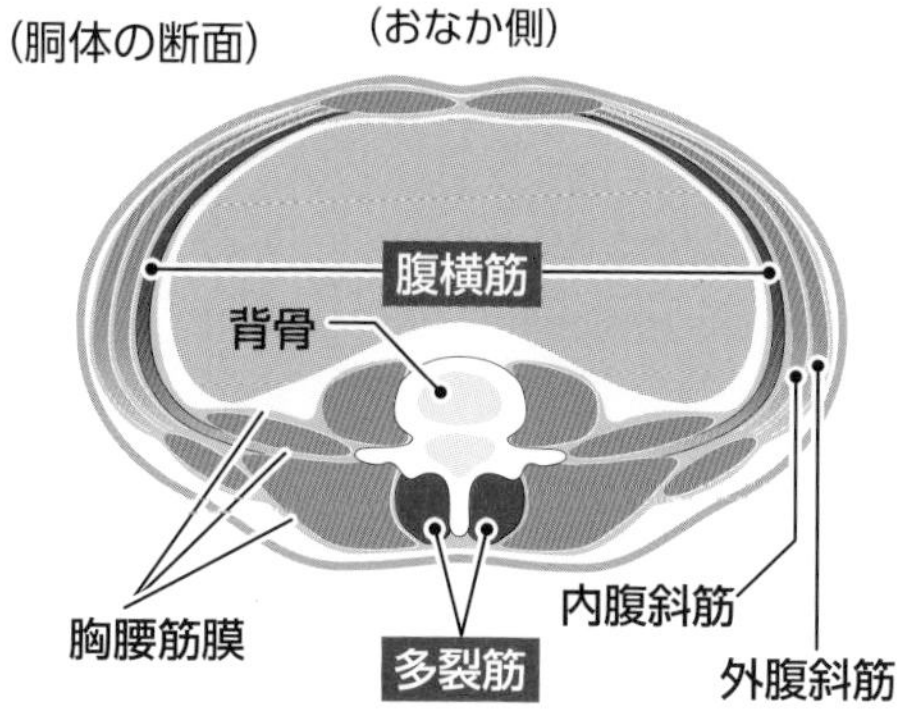

あご引きハンドニー

1セット1分

体操の効果 体幹の深部筋を活性化し、背骨に負担をかけにくい姿勢を保持できるようにする。

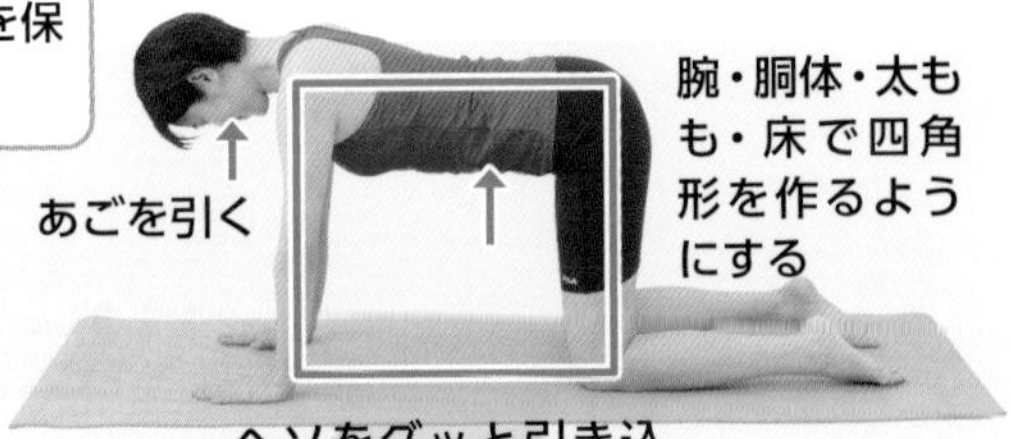

あごを引く

腕・胴体・太もも・床で四角形を作るようにする

ヘソをグッと引き込んでおなかを締める

❷〜❹を左右行って1セットで**1分**

1日2〜3セットを目安に行う。

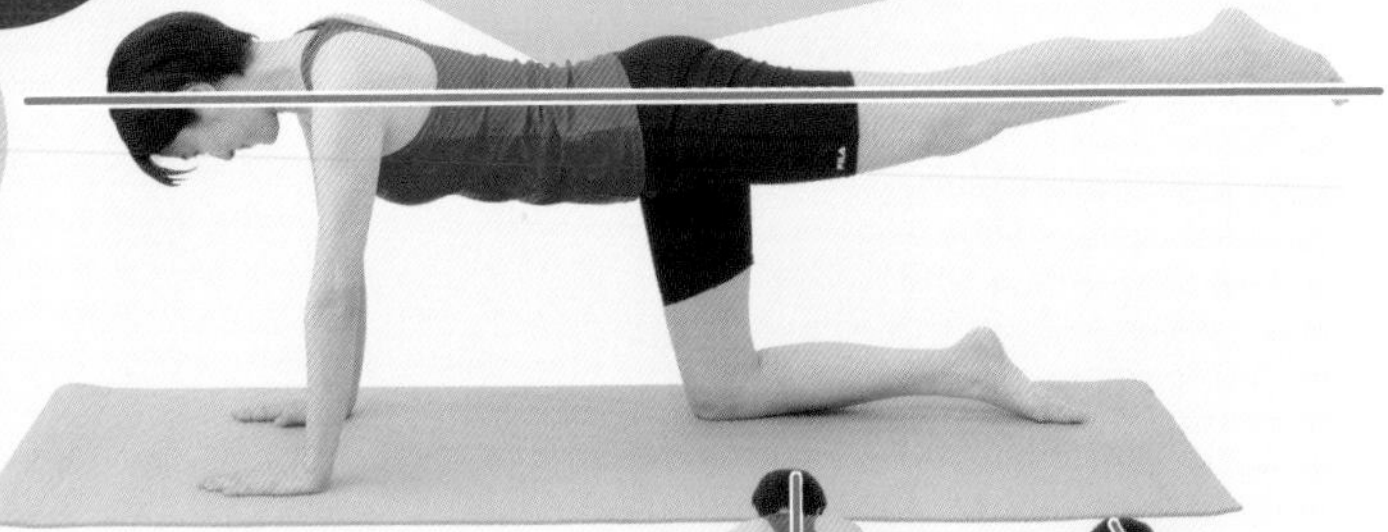

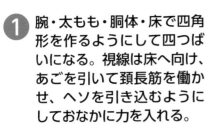

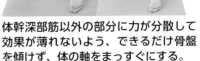

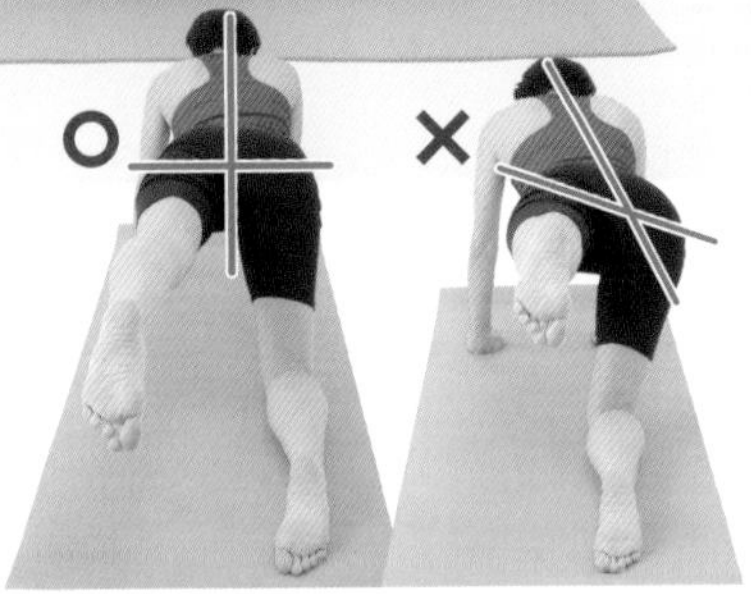

体幹深部筋以外の部分に力が分散して効果が薄れないよう、できるだけ骨盤を傾けず、体の軸をまっすぐにする。

❶ 腕・太もも・胴体・床で四角形を作るようにして四つばいになる。視線は床へ向け、あごを引いて頚長筋を働かせ、ヘソを引き込むようにしておなかに力を入れる。

❷ あごを引き、おなかに力を入れたまま、口から息を吐きながら、左足を床と平行になるように上げていく。

❸ 足を上げたところで、自然に呼吸しながら20秒キープ。

❹ 口から息を吐きながら足を下ろし、❶の姿勢に戻る。

痛み対策

第11章

筋肉・筋膜からくる首・肩・腕の痛み・こりが即座に軽快しみんな驚く最新理論に基づく1分ほぐしつまみゆらし

肩もみ・肩たたきは痛みやこりが一時的にらくになるだけで弊害も多いが1分つまみゆらしなら安全で除痛効果大

体を動かして首や背中、胴体の深部筋を働かせたり、背骨を滑らかに動かせるようにすることは、首・肩・腕の痛み・しびれの解消・予防のために重要です。しかし、痛みがつらく、重苦しい気分のままでは、体を動かそうという前向きな気持ちも生まれにくいでしょう。**今ある痛みやこりへの対処も大切**です。

自力で痛みやこりをらくにしようと、よく行われるのが肩もみ・肩たたきです。確かに血流がよくなって、症状が一時的に改善する場合もあります。しかし、こり固まった筋肉に強い力を加えると筋肉の線維に傷がつき、炎症を起こして、症状がますます悪化する可能性もあります。代わりに、**「1分つまみゆらし」**をしてみましょう。**筋膜どうしの癒着《ゆちゃく》（くっつくこと）をはがし、筋肉が滑らかに動かせるようにして、痛みやこりを除く1分ほぐしです。皮膚をつまんでゆらすだけ**で、筋肉にダメージを与えることなく、安全に、驚くほど簡単に痛みを除くことができる、最新理論に基づく**プロも活用する手技療法**です。

1分つまみゆらし

1セット1分

体操の効果

癒着した筋膜をはがし、首・肩の痛み・こりを軽減する。

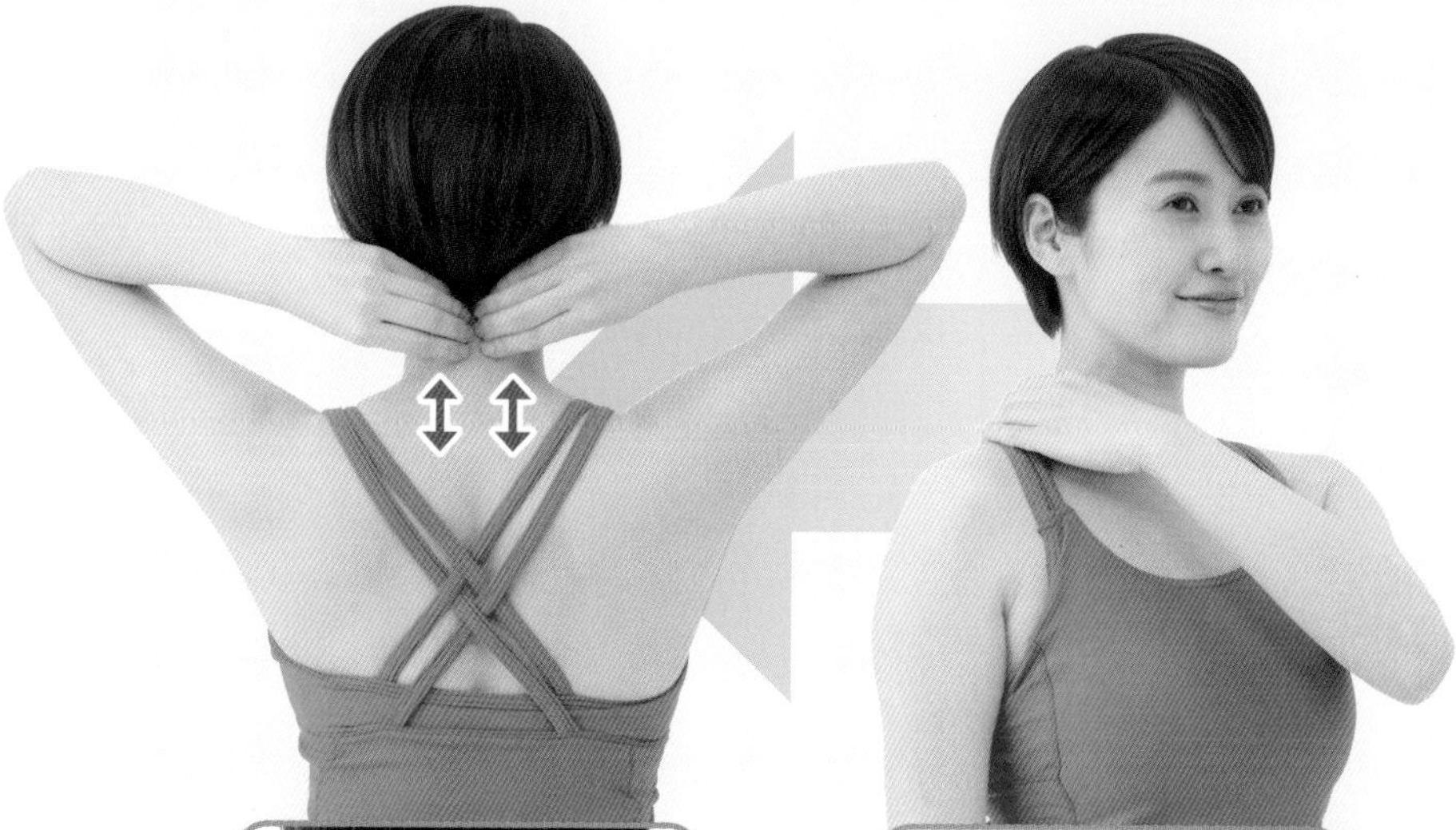

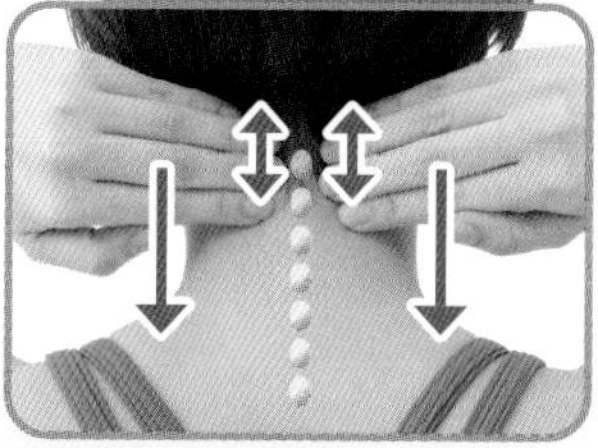

指を当てる場所を上から下へ移動しながらゆする

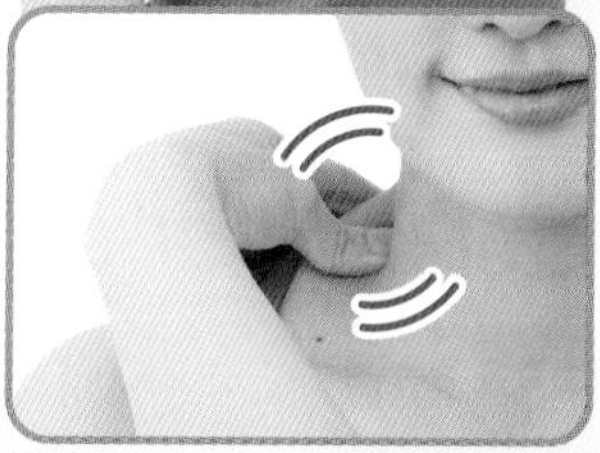

筋肉ではなく、皮膚と皮下脂肪だけをつまんでゆらす

❶ 肩全体のいろいろな場所の皮膚をつまんでみて、痛みを感じるところを探す。痛いと感じるところを軽くつまんだまま、20回ゆする。

❷ 両手の指先を首筋の骨の突起のきわに軽く当て、上下に10回ゆする。指を当てる場所を上から下へ移動しながら、同様に行う。

❶〜❷を行って1セットで**1分**

痛みやこり、張りを感じたときに行う

長時間のパソコン作業で肩こり・頭痛・手のしびれに悩んだが、つまみゆらしでその日のうちに一挙改善

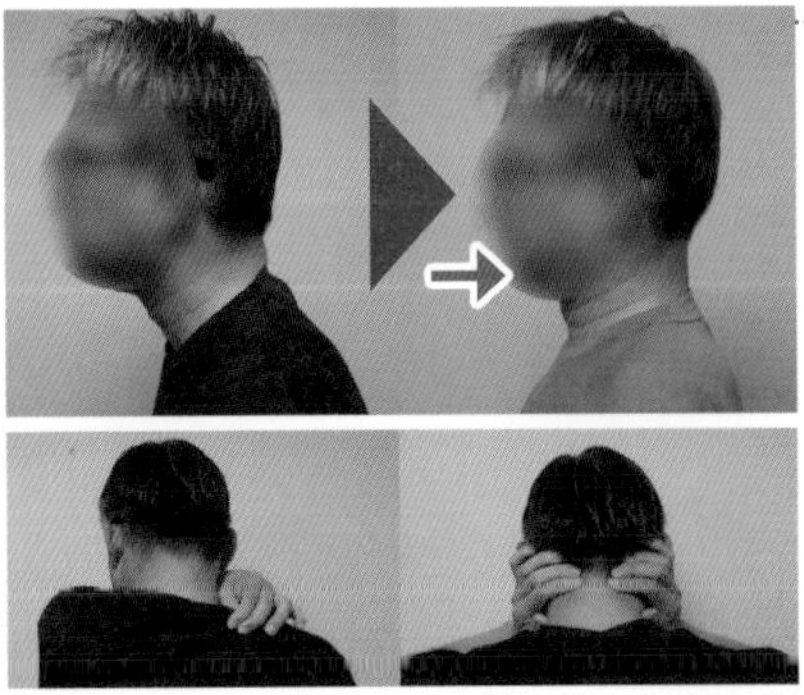

（写真上）カメ首からあごを引くと痛みがあったが、つまみゆらし（写真下）を行って、首をらくに動かせるようになった

パソコンに1日中向かう仕事をする庄野清輝《しょうのきよてる》さん（仮名・65歳）は、長年、**肩こり**に悩んできました。首が前に突き出た**「カメ首」**になり、作業が長時間になると**頭痛や右手のしびれも出現**していました。

カメ首の状態からあごを引こうと首を動かすと痛みが強くなるという訴えから、長時間同じ姿勢を続ける習慣で筋肉が硬直、首周囲で**筋膜が癒着《ゆちゃく》**していると思われました。そこで、1分ほぐし「水平あご引き」（83ページ）と併せて、**「つまみゆらし」**（111ページ）を実践。**その日のうちに、首をらくに動かせるようになりました**。その効果に驚いた庄野さんは、あごを引いた姿勢を心がけるとともに、1分ほぐしを習慣にして、肩こりや頭痛、手のしびれとは無縁の生活を送れるようになったそうです。

重苦しく感じる頸椎の椎間を自力で広げて痛み・しびれがらくになる目からウロコの簡単ケア後頭部リフト

首がなんとなく重だるいときや、むち打ち症で急性期（交通事故直後で急激に症状が現れている時期）を過ぎているのに首が重苦しいと感じたときは、頸椎《けいつい》（背骨の首の部分）の椎間を広げるとすっきりとらくになる場合があります。

頸椎の椎間を広げる方法としては病医院で行う**牽引療法**《けんいん》という治療法がありま す。頸椎症の治療法として古くから行われてきたもので、専用の装置で頸椎を引っぱり、頭の重みによって椎間板にかかる圧力を軽減して、痛みを取る作用があると考えられてきました。しかし、その効果には十分な科学的根拠がないため、現在はあまり行われなくなっています（136ジペー参照）。

1分ほぐし**「後頭部リフト」**は、牽引療法のように装置で一定の力をかけるのとは異なり、自力でじんわりと頸椎の「伸び」をするように椎間を広げて骨の並びを整え、症状をらくにする簡単ケアです。自分の手で効果を確かめながら、道具いらずで自宅でいつでもできるので、ぜひ試してみてください。

後頭部リフト

1セット1分

体操の効果 頚椎の椎間を広げて骨の並びを整え、首や肩の重苦しさを軽減する。

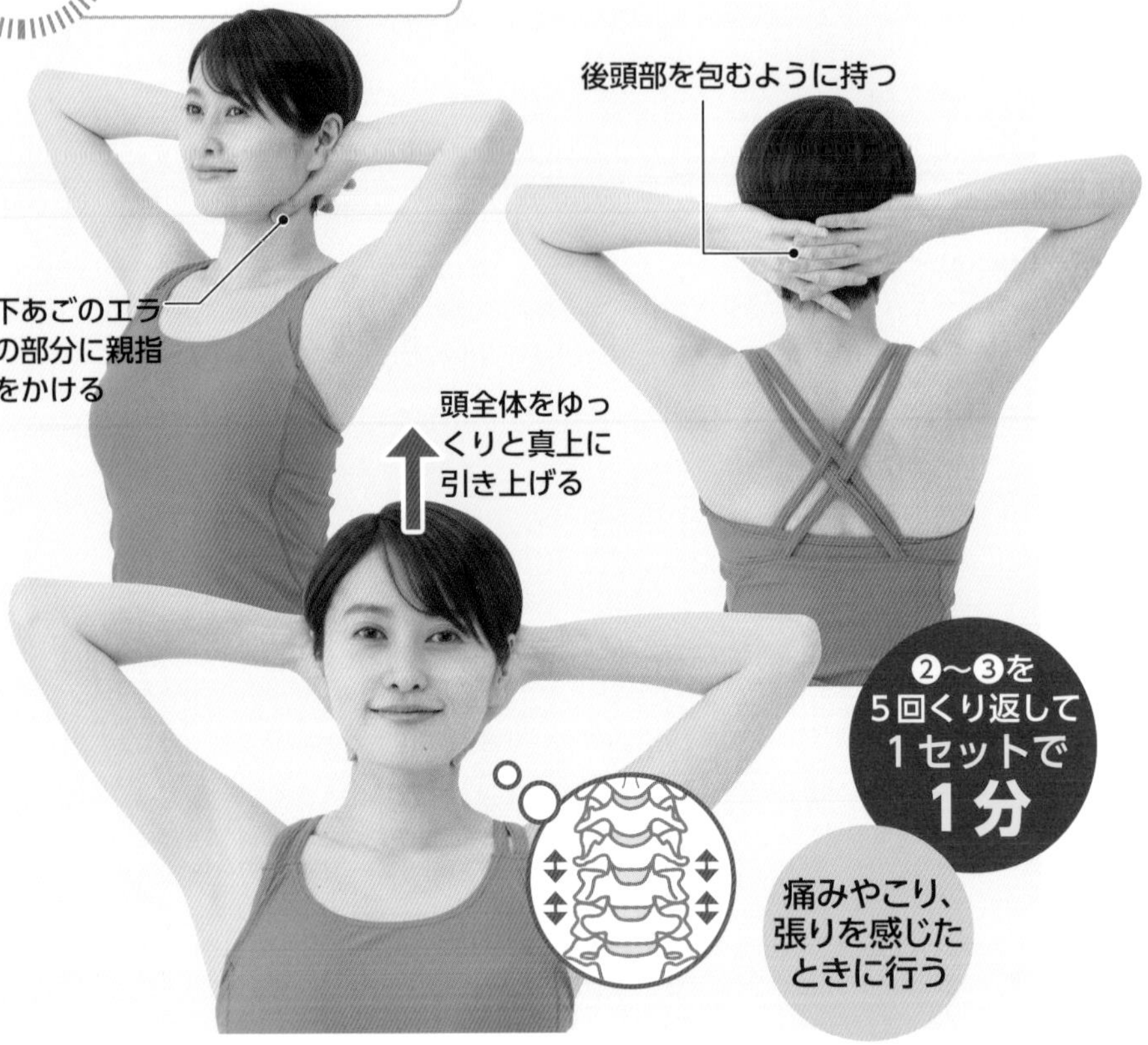
後頭部を包むように持つ
下あごのエラの部分に親指をかける
頭全体をゆっくりと真上に引き上げる
❷〜❸を5回くり返して1セットで1分
痛みやこり、張りを感じたときに行う

❶ イスに腰かけ、背すじを伸ばす。両手の親指を下あごの耳に近い部分の出っぱりにかけ、ほかの指で後頭部を包むように持つ。

❷ 口から息を吐きながら、両手でゆっくりと頭を真上に引き上げる。気持ちよさを感じながら、自然に呼吸して5秒間キープ。

❸ 口から息を吐きながら、ゆっくりと❶に戻る。

五十肩
腱板断裂

第12章

肩の痛みで腕が上がらず着替えも困難になる五十肩・腱板断裂は加齢による筋肉や腱の衰えが原因で深部筋をゆるめ肩関節を柔軟にする肩の究極ストレッチが有効

肩の痛みで腕が上がらない五十肩には肩の深部筋に働き胸郭も広げる肩の究極ストレッチが有効で可動域も拡大

肩の痛みで腕が上がらず着替えにも不自由する五十肩（肩関節周囲炎）は中高年に多く、上腕骨につながる肩甲下《けんこうか》筋《きん》の腱《けん》と棘上筋《きょくじょうきん》の間のすきま、上腕二頭筋《じょうわんにとうきん》の腱が上腕骨の上を通るところなど、肩深部の入り組んだ部位でよく起こります。

首や肩が体の前に出ると肩甲骨が開き、肩関節の動きが悪くなるため、ちょっとしたきっかけで五十肩を招いてしまいます。初期の痛みが強い時期は腕を無理に上げず炎症が治まるのを待つべきですが、それを過ぎたら、首や肩が前に出ない正しい姿勢に整え、肩関節を柔軟に動くようにすることが重要です。1分ほぐし「肩の究極ストレッチ」「アップドッグ」で胸郭を広げて肩甲骨を引き寄せ、肩関節をほぐしましょう。肩が滑らかに動くようになると、炎症が起こりにくくなって痛みが和らぎ、関節の*拘縮《こうしゅく》を防いで、痛みで狭まった肩関節の可動域を広げることができます。

五十肩の炎症が起こりやすい部位

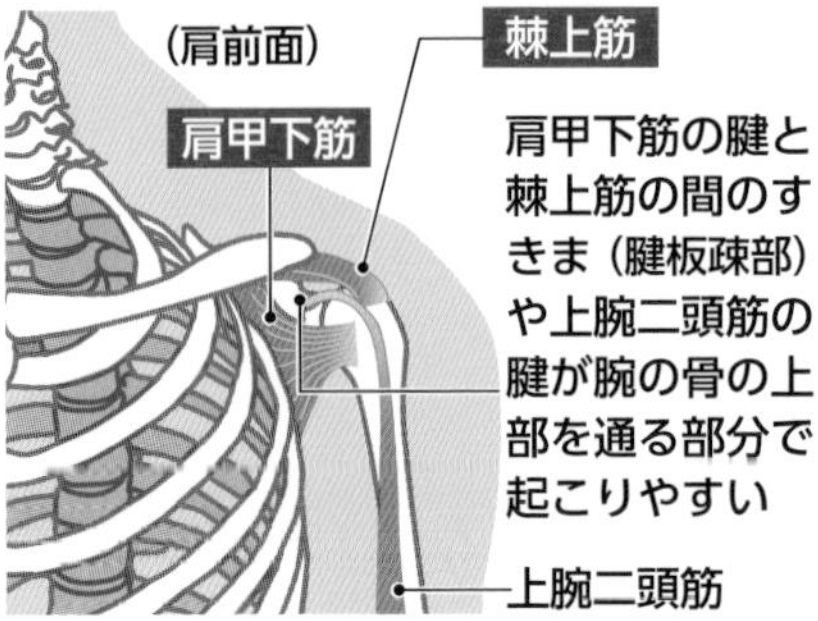
（肩前面）
棘上筋
肩甲下筋
肩甲下筋の腱と棘上筋の間のすきま（腱板疎部）や上腕二頭筋の腱が腕の骨の上部を通る部分で起こりやすい
上腕二頭筋

＊関節周囲の組織が縮んで固まり、関節の可動域が制限された状態。

肩の究極ストレッチ

1セット **1分**

体操の効果 肩甲下筋や棘上筋を伸ばして胸郭や肩関節の柔軟性を高める。

① 両足を腰幅に開いて爪先を立て、軽くあごを引いて四つばいになる。

② 鼻から息を吸いながら右手を遠く前のほうに伸ばし、口から息を吐きながら両ひじを床につける。

③ 顔を左に向けてこめかみを床につけ、肩と胸郭を伸ばして自然に呼吸しながら5秒間キープ。口から息を吐きながら、❶の姿勢に戻る。

④ 左右を入れ替えて同様に行う。

❷〜❹を2回行って1セットで**1分**

1日2〜3セットを目安に行う

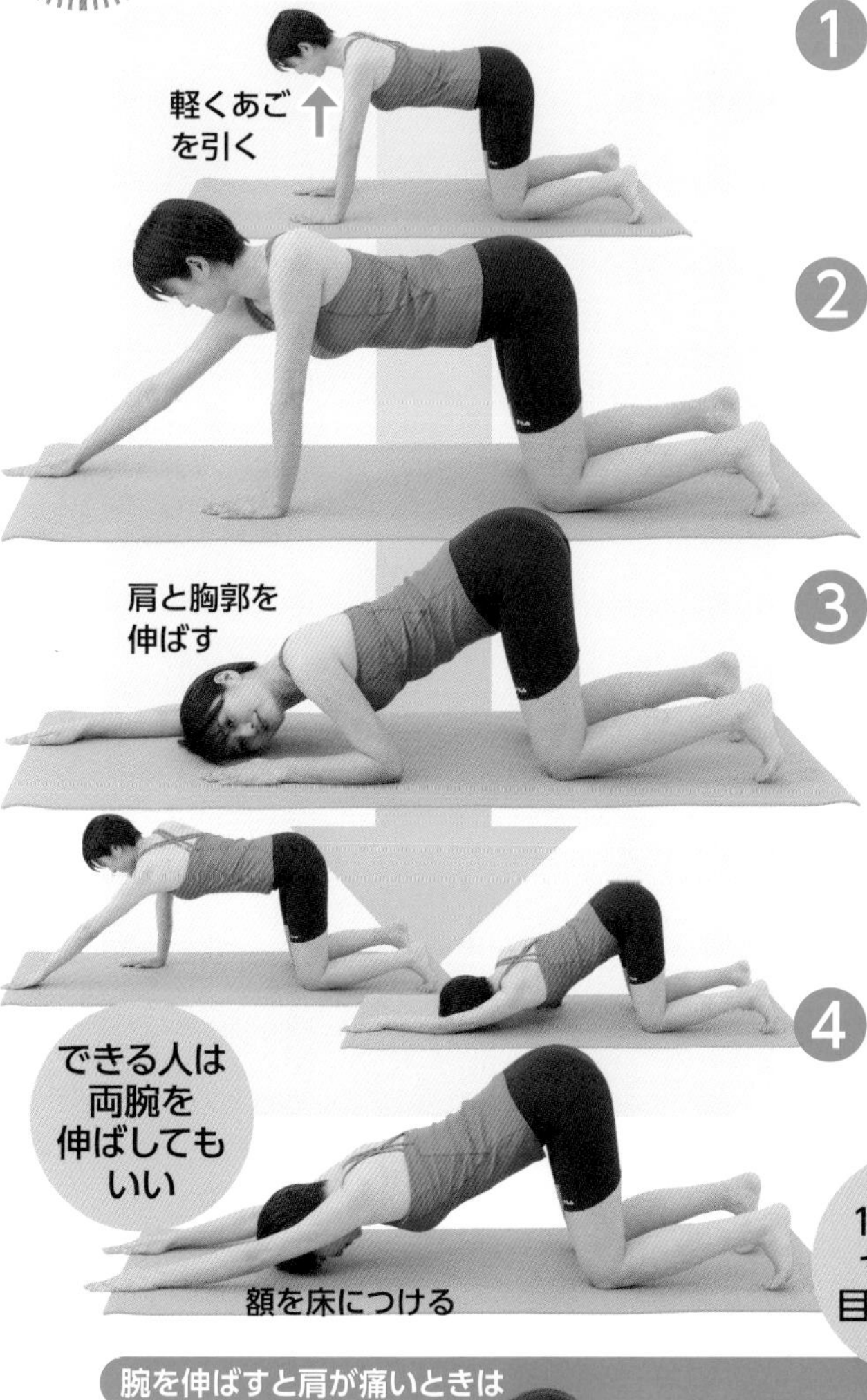
軽くあご
を引く
肩と胸郭を
伸ばす
できる人は
両腕を
伸ばしても
いい
額を床につける

腕を伸ばすと肩が痛いときは

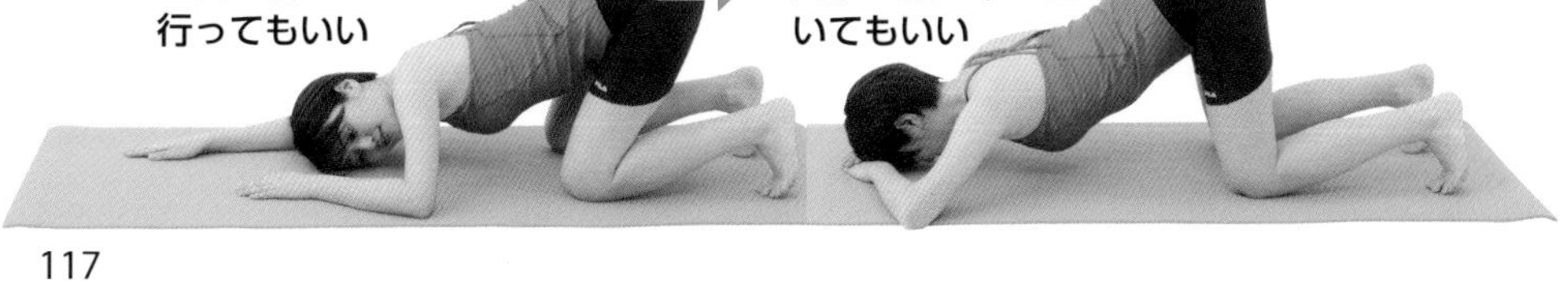

お尻を引いて
行ってもいい
両手を額の下に置
いてもいい

アップドッグ

1セット1分

体操の効果

胸郭を広げて肩甲骨を動かし、肩周囲の深部筋を活性化し、肩関節の動きをよくする。

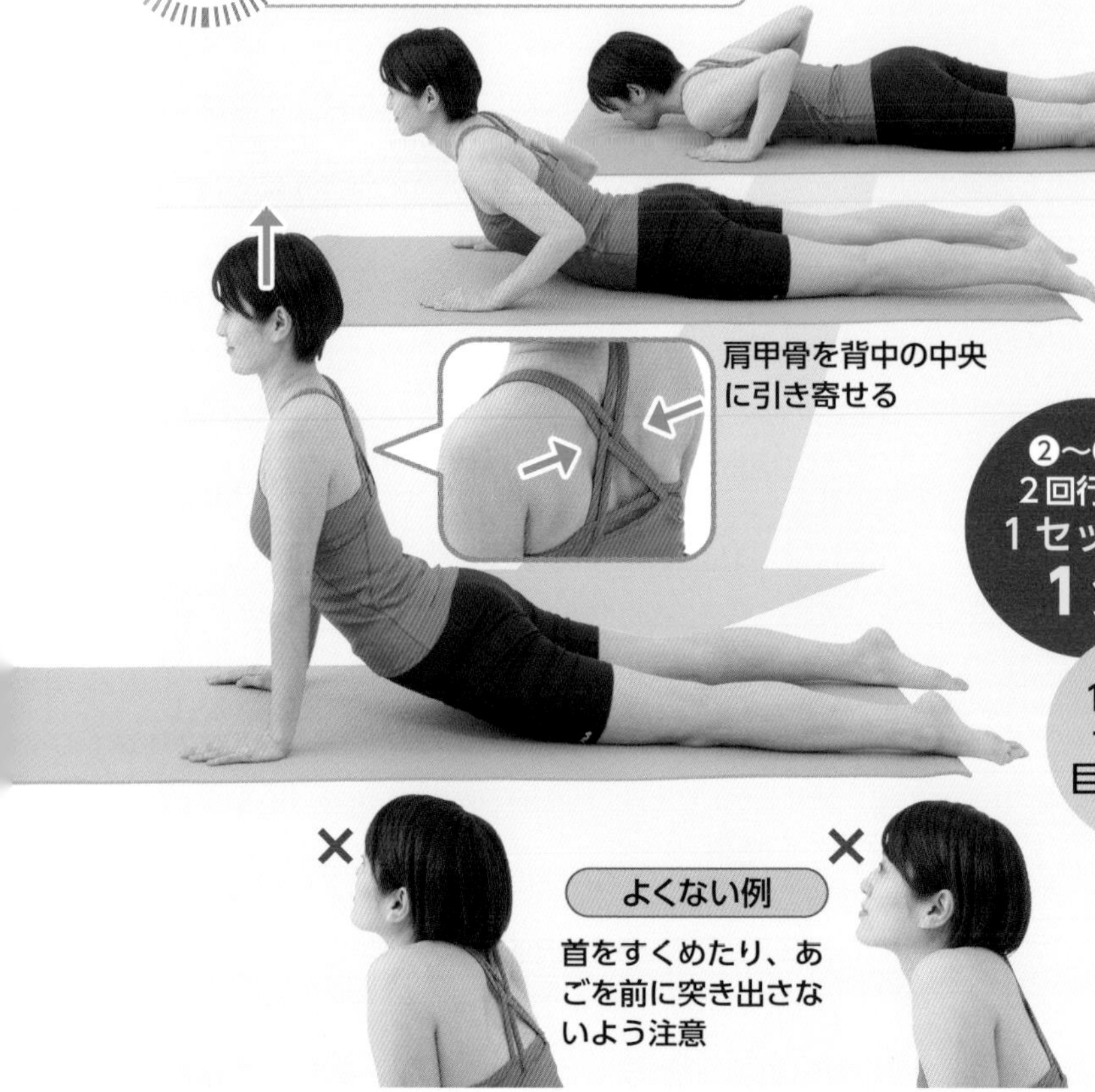

肩甲骨を背中の中央に引き寄せる

よくない例
首をすくめたり、あごを前に突き出さないよう注意

❷～❸を2回行って1セットで1分

1日2～3セットを目安に行う

❶ うつぶせになり、両足を腰幅に開く。両手は胸の横に置く。

❷ 両手で床を押し、肩甲骨を寄せながら、首を上に伸ばすようにして、上体を起こしていく。

❸ おなかが床から離れたら、胸郭が気持ちよく広がっているのを感じながら、自然に呼吸して20秒間キープ。口から息を吐きながら、❶の姿勢に戻る。

肩の腱が切れ腕が上げにくくなる腱板断裂は胸郭を広げ肩甲骨の位置を正す胸広げストレッチで軽快

肩の深部筋

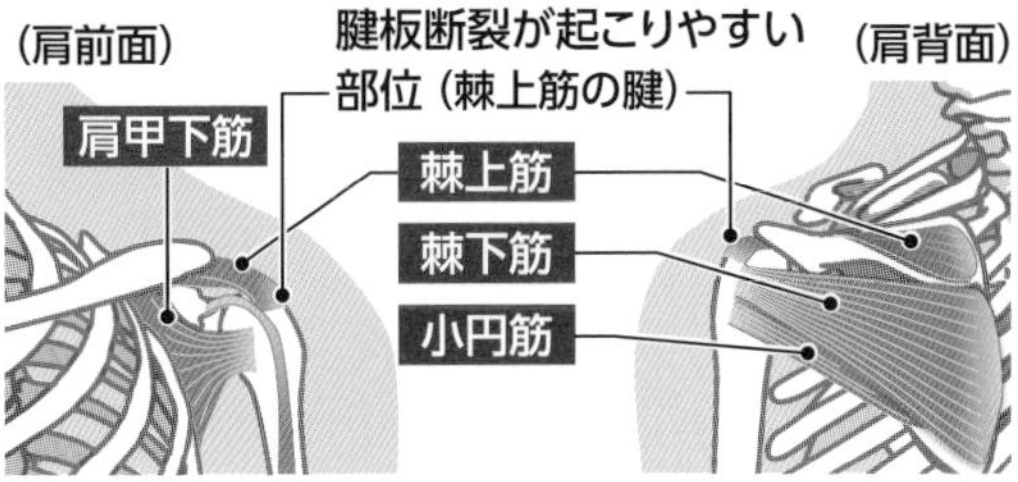

腕の骨（上腕骨）と肩甲骨《けんこうこつ》をつなぐ板状の腱《けん》が切れたり、切れかかったりすることを腱板《けんばん》断裂といいます。加齢で衰えた腱に負担がかかることで起こりやすく、60*代の4人に1人が腱板断裂であるという報告もあり、五十肩と誤解されているケースもよく見られます。棘上筋《きょくじょうきん》の腱でよく起こり、炎症が起こって肩が痛んだり、完全に腱が切れた場合は、筋肉の力が骨に伝わらず腕が脱力して上げにくくなったりします。

予防や改善には首や肩が前に出ない姿勢を保ち、肩に偏った力がかからないようにすることが大切です。痛みが強いうちは安静が必要ですが、炎症が治まったら1分ほぐし**「胸広げストレッチ」で胸郭を広げ、肩甲骨の位置を正しましょう。**一度切れた腱は自然にもとに戻ることはありませんが、胸広げストレッチで肩の深部筋を活性化して、切れた腱の働きを筋肉で補い、肩の力を回復することも重要です。

＊A Yamamoto et al. Prevalence and risk factors of a rotator cuff tear in the general population. *J Shoulder Elbow Surg*. 2010; 19(1): 116-20.

胸広げストレッチ

1セット**1**分

体操の効果
胸郭を柔軟にして広げることで肩の位置を正し、可動性を高める。

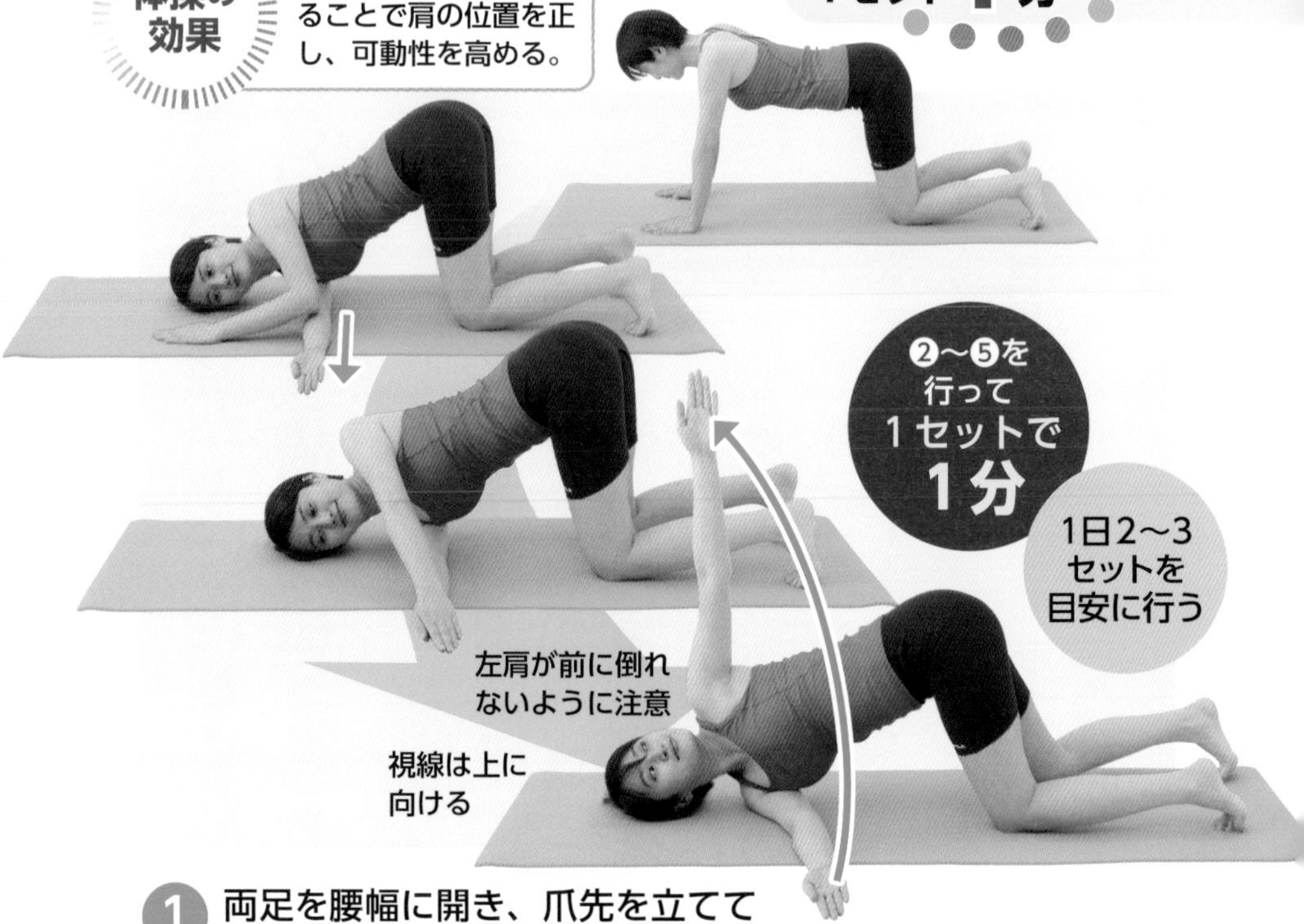

❷～❺を行って1セットで1分
1日2～3セットを目安に行う
左肩が前に倒れないように注意
視線は上に向ける

❶ 両足を腰幅に開き、爪先を立てて四つばいになる。あごを軽く引く。

❷ 右腕を左腕のわきの下から横に伸ばし、口から息を吐きながら右肩と右側頭部を床につけ、左手を右手と重ねる。

❸ 鼻から息を吸いながら、左手を天井方向へ上げる。

❹ 口から息を吐きながら、さらに左手を背中方向へ動かし、胸を開く。胸郭が気持ちよく広がっているのを感じながら、自然に呼吸して15秒間キープ。

❺ 口から息を吐きながら左手を下ろし、❷の姿勢に戻る。左右を入れ替えて同様に行う。

サッカー指導での肩の酷使とねこ背姿勢が招いた五十肩を、肩の柔軟性を高める1分ほぐしで改善

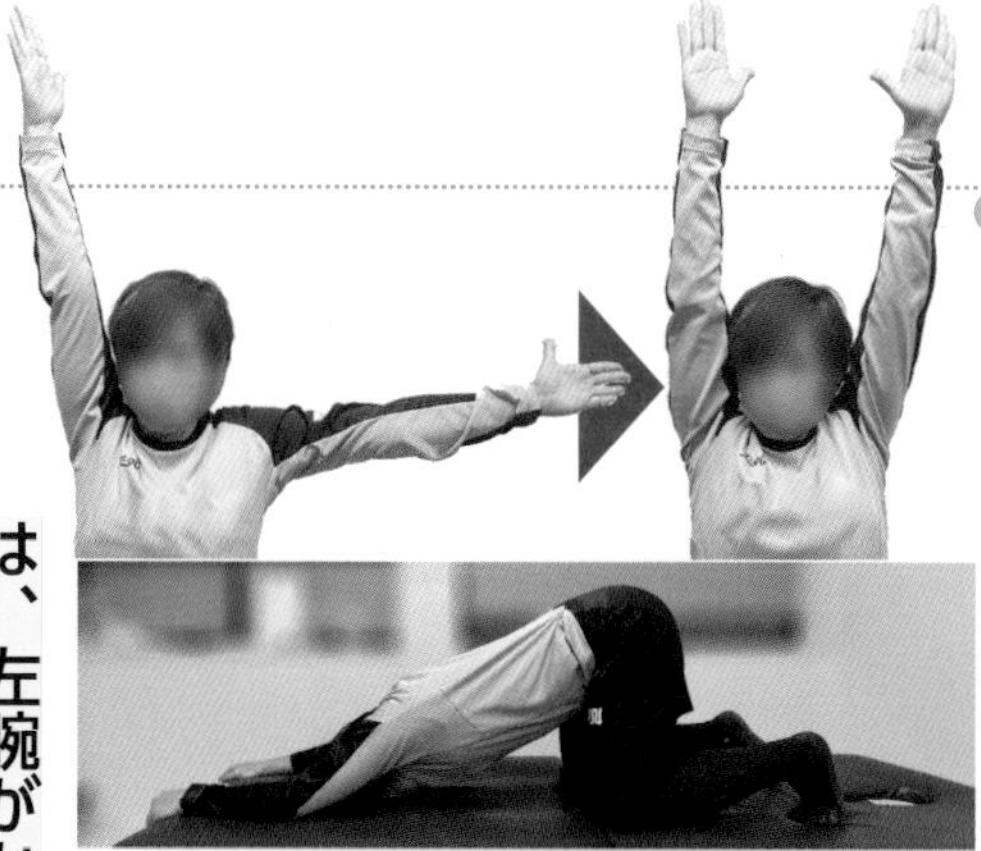

1分ほぐしを続けて3ヵ月後には痛みが取れ、左腕がほぼ真上まで上がるようになった

女子サッカーのゴールキーパーのコーチ、鳥越《とりごえ》千《ち》波《なみ》さん（仮名・30歳）は、ある日突然、左腕が肩より上に上がらなくなり、肩に痛みを感じて近くのクリニックを受診、**五十肩（肩関節周囲炎）**と診断されました。右利きですが、サッカーのキーパーは両手を使い、肩を酷使します。また、試合分析のためパソコンを使うことも多く、ねこ背になっていたことも要因と思われます。そこでリハビリでは、あごを引いて首や肩が前に出ない姿勢を取ることと、ねこ背の改善に有効な1分ほぐし「背骨・肩甲骨《けんこうこつ》ストレッチ」（129ページ）を行うよう指導。**2ヵ月後には、左腕がかなり上がるようになり、痛みもらくに**なりました。その後は「肩の究極ストレッチ」を続けて肩の柔軟性を高め、3ヵ月後には、ほとんど**肩の痛みがなくなり**、腕もほぼ**真上まで**上げられるようになりました。

デスクワークで肩甲骨が開き肩関節の動きの悪さから五十肩になったが1分ほぐしで腕を真上に挙上できた

上原大輔《うえはらだいすけ》さん（仮名・46歳）は毎日、デスクワークでノートパソコンと向き合って過ごしています。3ヵ月前、右肩の痛みで腕が上がらないと近くのクリニックを受診、**五十肩（肩関節周囲炎）**と診断されました。

リハビリ指導で、肩関節や肩甲骨《けんこうこつ》、鎖骨《さこつ》を実際に動かしながら、デスクワークで長時間両腕を前に伸ばす姿勢を続けると、肩甲骨が開いて背中が丸まること、肩の位置が前方にずれて肩関節の動きが悪くなると炎症が起こりやすくなることを説明しました。あごを引いて肩甲骨を引き寄せる姿勢を心がけることと、ネコ背を改善する1分ほぐし「背骨・肩甲骨ストレッチ」「肩の究極ストレッチ」「アップドッグ」「胸広げストレッチ」（129㌻）や、を自宅でも行うよう指導したところ、**2ヵ月後にはほとんど痛みが解消。**上の写真のように、**腕がほぼ真上まで上がるようになりました。**

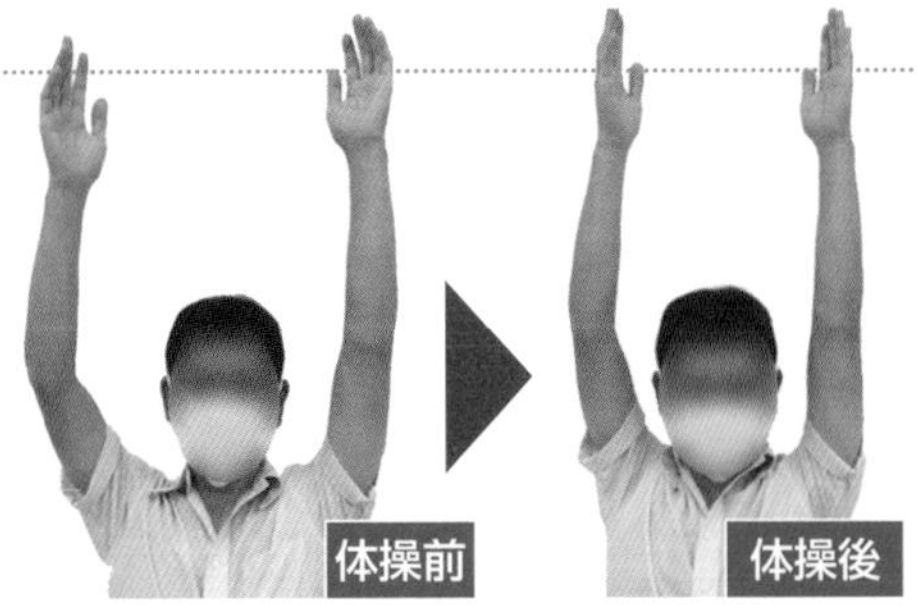

症例提供／けやきクリニック整形外科（石川県金沢市）

胸郭出口症候群

第13章

なで肩の人に多く握力低下や手のしびれを伴う頑固な肩の痛みは胸郭出口症候群が疑われ1分ほぐし胸郭出口開放ストレッチで和らぐ

血管や神経が圧迫され首・肩・腕・手の痛み・しびれを招く胸郭出口症候群は胸郭出口をゆるめる1分ほぐしで軽快

首から腕につながる血管や神経が鎖骨《さこつ》や胸の筋肉の下を通りわきの下へ向かう部位を「胸郭《きょうかく》出口」といいます。腕を上げる動作で首・肩・腕から手指にかけて痛みやしびれを感じる場合、ここで血管や神経が締めつけられる**胸郭出口症候群**の疑いがあります。鎖骨と第1肋骨《ろっこつ》とのすきまが狭い、なで肩の人に多く見られますが、日常的に重い物を肩にかけて持つ人も、鎖骨が下に引き下げられて胸郭出口症候群になることがあります。頸椎と肋骨をつなぐ中斜角筋《ちゅうしゃかくきん》や前斜角筋《ぜんしゃかくきん》が硬直すると筋肉間で神経が締めつけられたり、肋骨が引き上げられて鎖骨との間が狭まったりして、圧迫が強まります。また、鎖骨下筋や小胸筋の硬直も、鎖骨が引き下げられて圧迫が強まる原因になります。1分ほぐしでこれらの筋肉をほぐして**血管や神経の通り道を広げ、締めつけ**をゆるめれば、症状の改善が期待できます。

胸郭出口のつくり

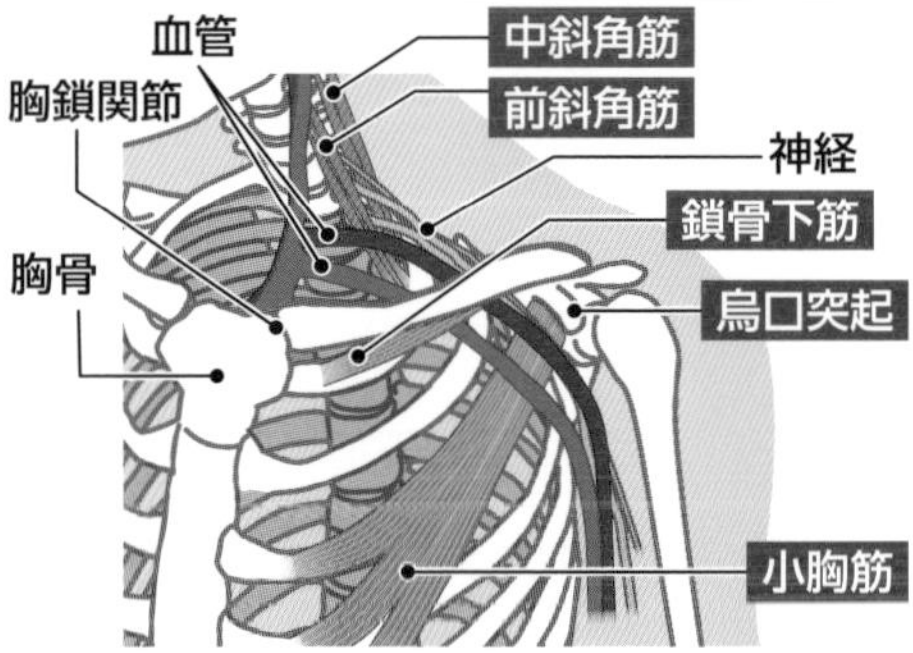

胸郭出口開放ストレッチ

1セット1分

体操の効果
前斜角筋と中斜角筋を柔軟にし、第1肋骨と鎖骨の間を広げる。

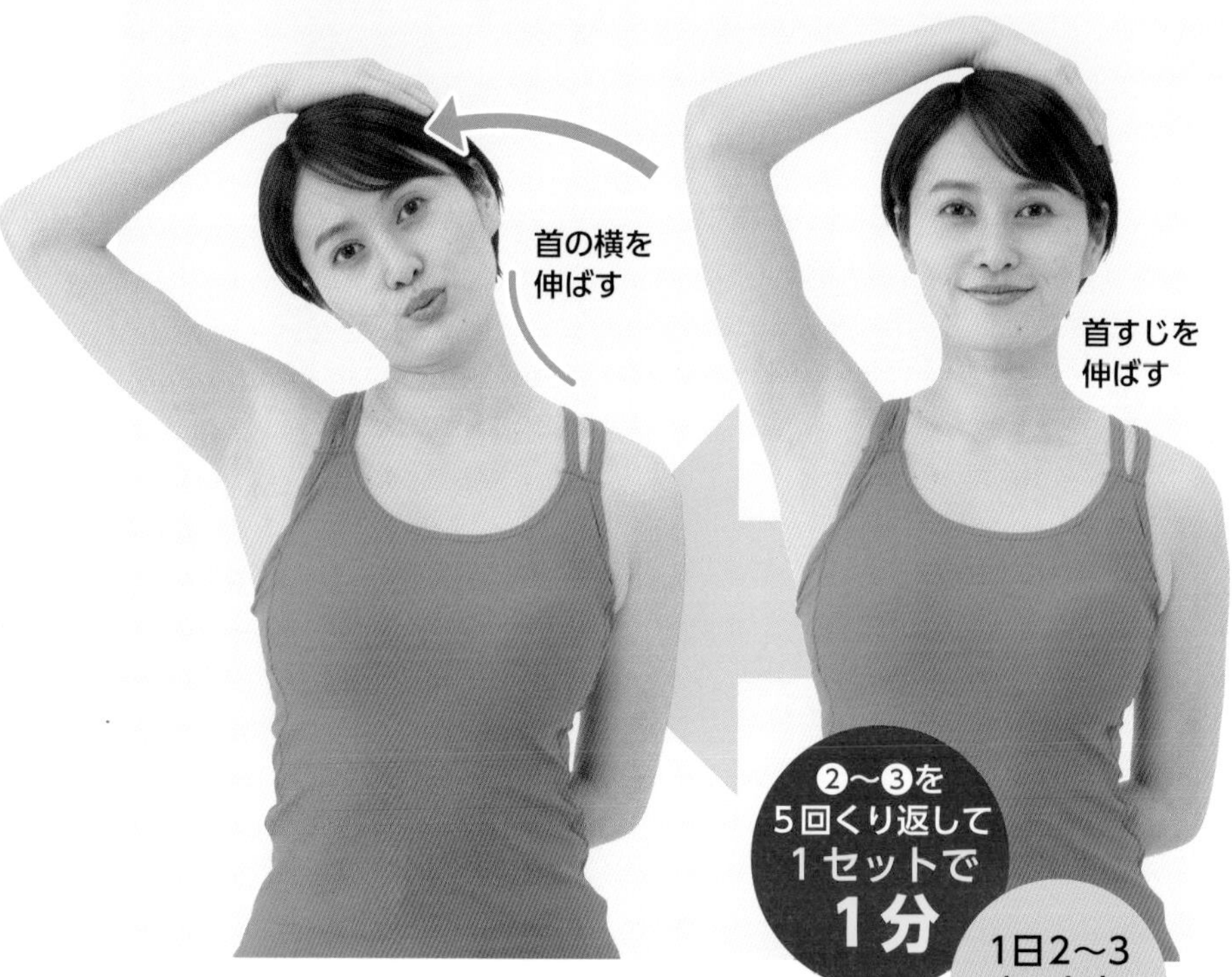
首の横を伸ばす
首すじを伸ばす
❷〜❸を5回くり返して1セットで1分
1日2〜3セットを目安に行う

1. イスに腰かけ、右腕を上げて手を頭の左横に当てる。左手は背中側に回す。
2. ゆっくりと鼻から息を吸いながら背すじを伸ばす。
3. ゆっくりと口から息を吐きながら、5秒かけて首を右側に倒す。3秒間キープしたら、息を吸いながら❶の姿勢に戻る。
4. 左右を入れ替えて同様に行う。

鎖骨神経ゆるめ

1セット **1** 分

体操の効果 胸郭出口の周囲の筋肉をほぐし、神経への圧迫を除く。

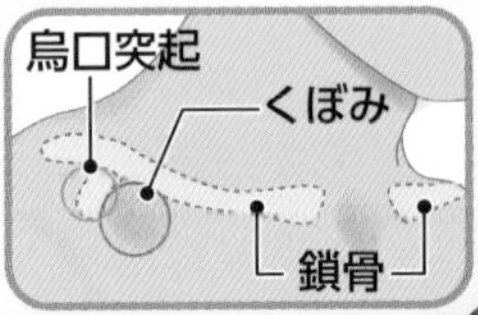

烏口突起
くぼみ
鎖骨

鎖骨下の骨の突起（烏口突起）は、鎖骨下のくぼみの外側を押すと見つけやすい

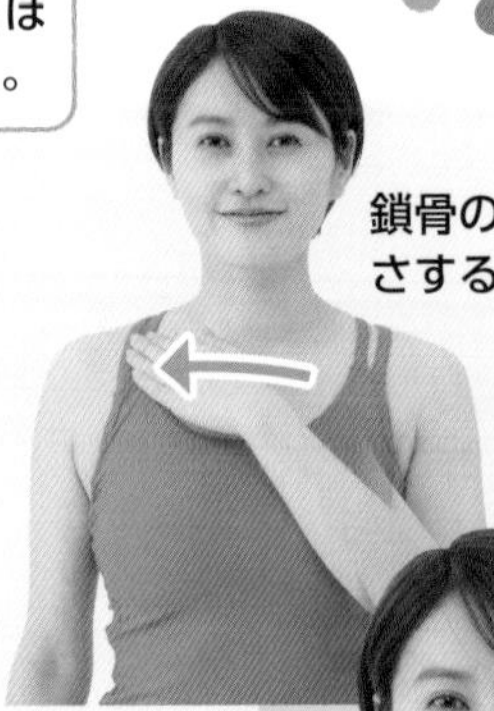

鎖骨の下端をさする

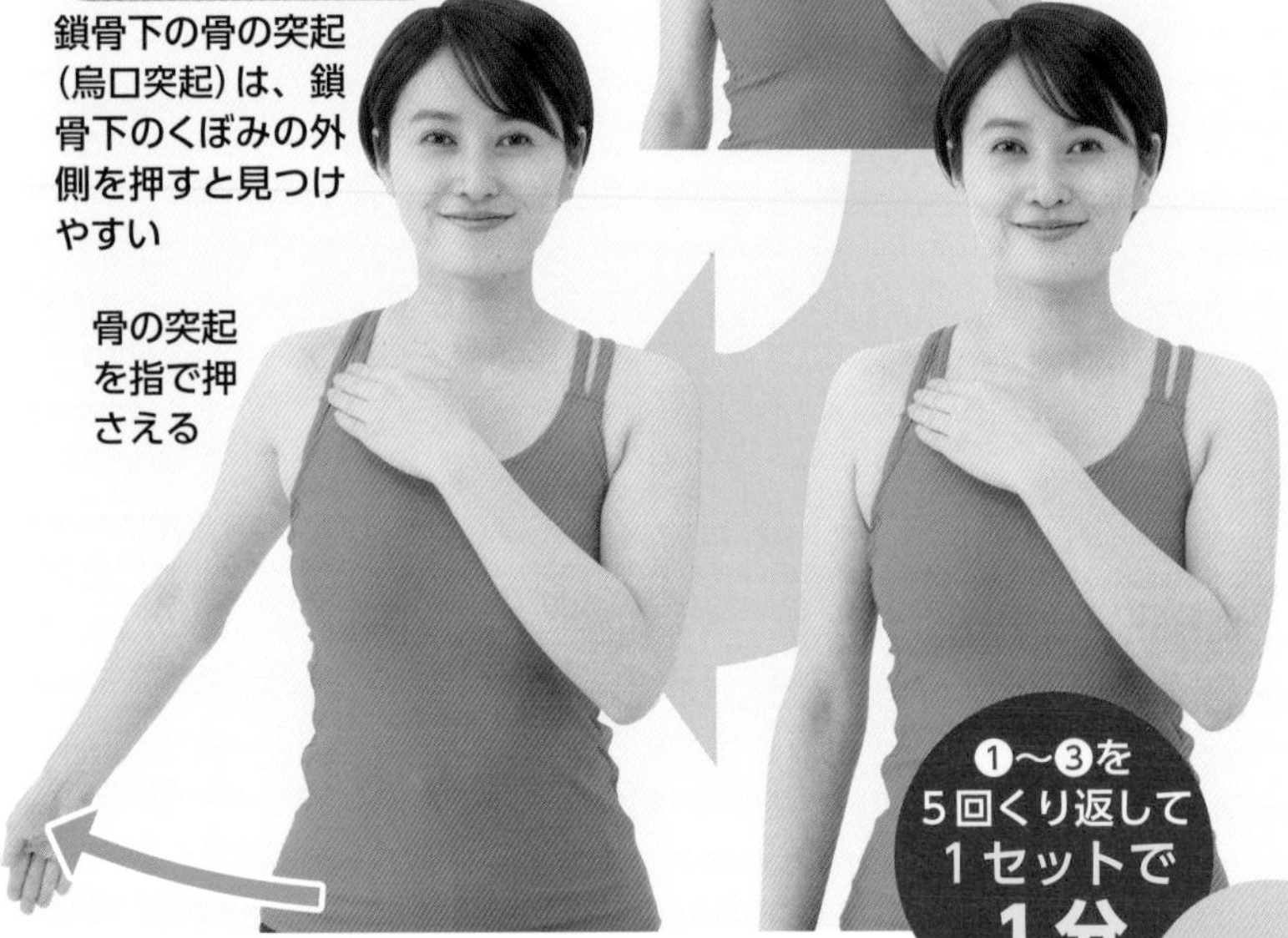

骨の突起を指で押さえる

❶〜❸を5回くり返して1セットで**1分**

1日2〜3セットを目安に行う

1. 右鎖骨の胸側の下に左手の指を当て、肩側に向かって、鎖骨の下端（鎖骨下筋）に沿って、ゆっくりと5回さする。

2. 鎖骨下の肩側にある骨の突起（烏口突起）を左手の指で押さえ、鼻から息を吸いながら、右腕を斜め後ろ側に開き、小胸筋をストレッチする。自然に呼吸しながら3秒キープ。

3. 口から息を吐いて腕と手の力を抜き、右腕を下ろす。左右を入れ替えて同様に行う。